序

　初めて保母須弥也先生とお会いしたのは、1年ほど前 NobelGuide Train the Trainer in Yorba Lindaでのことだった。私は同社CEO Canepa女史による女性歯科医師登用プログラムの一環として参加した。研修後、その先駆的な内容に魅了された保母先生は、このコンセプトを普及させるためには、わかりやすくする必要があると考えられた。偶然、隣にいた私は、光栄にもソフトウェア、臨床、画像担当でのお手伝いを依頼された。手始めは、メーカーの英文マニュアルの再構成だった。既存のものを、わかりやすく再構成するために緻密に、あるときは大胆に、辛抱強く取り組まれる先生の姿には、鬼気迫るものを感じた。

　暑い夏の盛りに、この本にとりかかった。保母先生は、書くということを根気強く指導してくださった。その一方で、私の意見を真摯に聞き、取り入れられた。新しい知識に前向きに向かわれる先生のエネルギーに驚嘆し、指導を受けることのできる幸運に大きな喜びを感じた。

　あるとき、保母先生はこう言われた。「教えるということは自分が損をすることではなく、どんどん豊かになることです。」自分が苦労して知りえた最先端の知識、技術を独り占めするのではなく、教育という形で多くの歯科医師に理解してもらい広めるというのが、保母先生の生き方であったように思う。たいへん残念なことに保母先生は、本書の制作過程半ばで遠く旅立たれてしまわれた。保母先生と親交のあったクインテッセンス出版の佐々木一高社長、Nobel Biocare社の嶋田　教社長のご厚意により、この本を出版することが決まった。私が保母先生の後を引き継ぎ、多くの方々のご協力を得て出版の日を迎えることができた。本書が保母先生からの最後のメッセージとして多くの人々に読まれ、この最先端の治療法の恩恵を多くの患者さんが受けられることを祈りたい。

　本書の出版にあたりお世話になった、細山　愃先生、山﨑長郎先生、小濱忠一先生、清水藤太先生、Ingvar Ericsson先生、Peter K. Moy先生、Paulo Maló先生、Armando Lopes先生、野谷健治先生のご指導に心より感謝いたします。クインテッセンス出版の佐々木社長、山形篤史氏、森田ゆり恵氏、Nobel Biocare社の嶋田社長、田岡隆久氏、石田友良氏、森山知子氏、田中智子氏、ご協力ありがとうございました。ミクロデントアトリエ白石の白石静男氏、前田康史氏にはNobelGuideの技工と写真でご協力いただきました。日々診療をサポートしてくれるきむら歯科の遠藤央子先生、伊藤麻弥氏、スタッフの一同。歯科医師への道を歩ませてくれた母、操子、女性歯科医師に道を開いてくれたCanepa CEO、子育て、家事を平等に分担してきてくれた夫である院長の木村信行氏、皆さんのご指導、ご援助、ご協力に心より感謝いたします。

2007年1月吉日　木村洋子

Contents

コンピュータガイドシステム
低侵襲で安全なインプラント治療

木村洋子 著

クインテッセンス出版株式会社　2007

Tokyo, Berlin, Chicago, London, Paris, Barcelona, Istanbul, Milano, São Paulo, Moscow, Prague, Warsaw, New Delhi, Beijing, and Bukarest

目 次

序 3

序章 7
　はじめに 8
　インプラントの即時荷重 9
　治療計画ソフトウェアによる診断と外科・補綴の連携 13

🟨 1章　コンピュータ・ベース法　17
　ラジオグラフィックガイド 18
　ダブルスキャン法 21
　バーチャル・プランニング 23
　サージカルテンプレート 26

🟨 2章　プロセラ・ソフトウェアの使用法　31
　インストール方法 32
　Procera Systemの起動 33
　ステップ1　患者登録 34
　ステップ2　CTデータの変換 35
　ステップ3　バーチャル・プランニング 40
　ステップ4　計画のインポート 57
　ステップ5　サージカルテンプレートの作成 58
　ステップ6　サージカルテンプレートの確認 59
　ステップ7　製品の選択 60
　Order Manager 62

🟨 3章　その他のベース法　65
　モデル・ベース法 66
　ハイブリッド法 70

🟨 4章　ガイディッド・サージェリー　73
　器材の消毒 74
　使用器材 75
　手術の準備 77
　一般的な注意事項 78
　無歯顎症例のガイディッド・サージェリー 79
　部分欠損症例のガイディッド・サージェリー 83
　単独歯欠損症例のガイディッド・サージェリー 86

🟨 5章　補綴作業　89
　上部構造の製作 90
　暫間ブリッジの装着 92
　最終補綴物 94
　Teeth-in-an-Hour™ 95

🟨 6章　臨床報告　97
　単独歯欠損症例 98
　部分欠損症例 104
　無歯顎症例 109

Appendix 115
索引 120

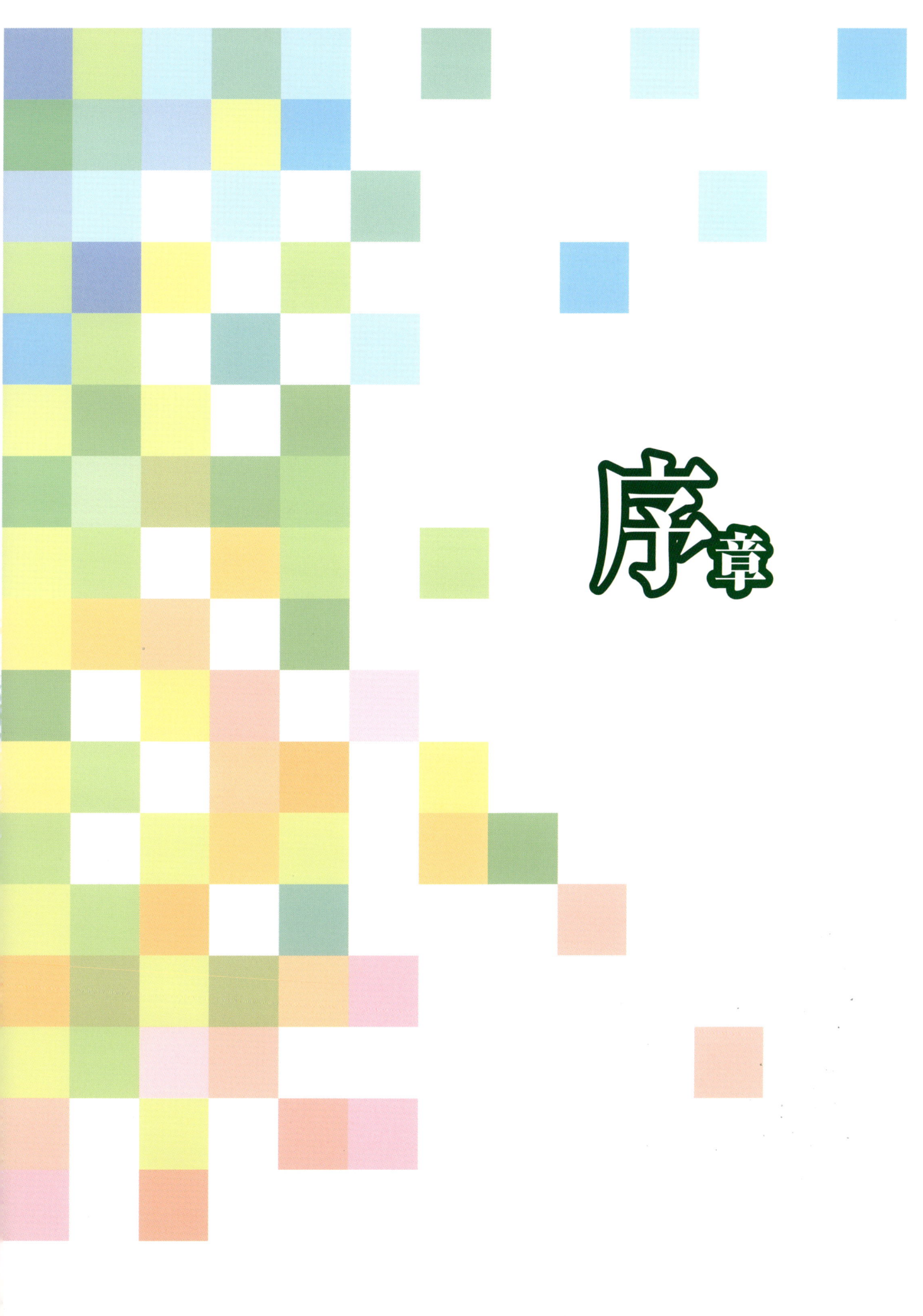

序章

はじめに

　Brånemarkらによって開発されたオッセオインテグレーテッド（骨結合型）インプラントが登場して40年以上が経過した。この間、インプラントの信頼性は向上し、臨床に取り入れる歯科医師も増え、歯の欠損に対する治療法の一つのオプションとして広く定着してきた。一方で、患者は、インプラントの情報を書籍やインターネットなどで収集し、自分の要求にあったインプラント治療を行う歯科医院を探して訪れるようになっている。インプラント治療は、その普及とともに差別化の時代への突入してきたようである。

　インプラントの最先端は、この10年「より早く、より快適に、痛くなく」という患者の基本的な要求に応える形で進んできた。インプラントの表面性状、デザインの開発・改善、手術手法の改善などが行われ、インプラントの埋入直後に補綴物を装着する即時荷重でも予知性の高い結果が報告されるようになってきた。

　現在ではさらに進んで、コンピュータ上で立てたインプラント治療計画に基づき（図1）、フラップレスで計画どおりの位置にインプラント外科手術を行い（図2）、術前に用意したインプラント支持の固定式補綴物を即時に連結するという治療法が可能になった[1,2]。これらは、患者のニーズに応えるばかりでなく、歯科医師にとっても魅力的な方法である。十分な治療計画に基づいたフラップレスサージェリーは、外科的侵襲を最小限にし、高齢者、有病者などにも優しい治療法である。

　この方法が可能になった大きな理由として、インプラントの即時荷重の予知性が高まったことが挙げられる。加えて、それを臨床に生かすための周辺技術の研究開発が診断、外科、補綴分野で実を結んだことが大きい。診断分野では、CTデータを利用した治療計画ソフトウェアの開発が、外科分野ではデータからサージカルテンプレートを製作するCAD/CAMの技術と専用の外科関連器具の開発が、補綴分野では術後即時に連結できるインプラント補綴製作法と関連パーツの開発などである。

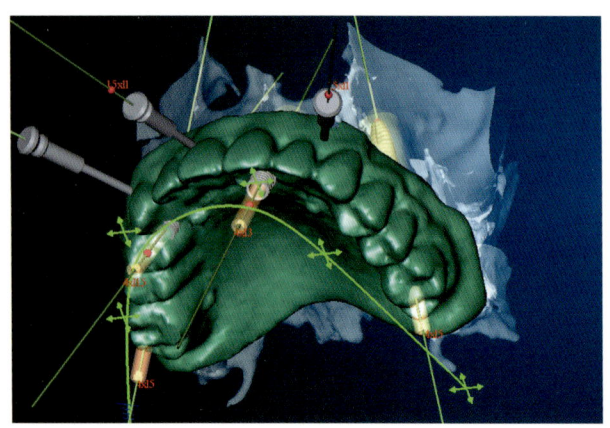

図1　NobelGuide（Nobel Biocare社）でのコンピュータ上でのバーチャル・プランニング。

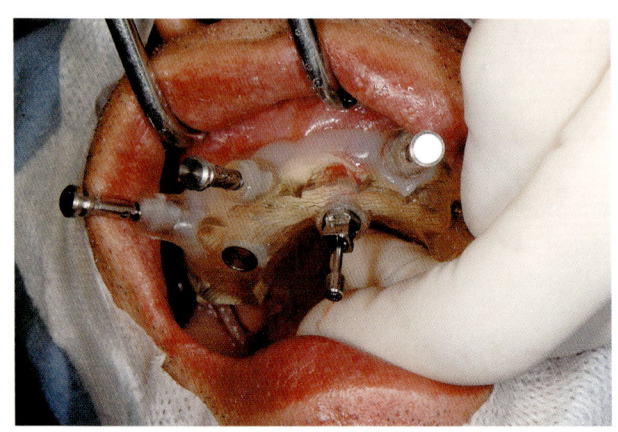

図2　図1のプランニングの実際の外科：サージカルテンプレートを使用したフラップレスサージェリー。

序章 インプラントの即時荷重

　即時荷重とは、インプラント埋入後24時間以内に荷重することである。長い間、インプラント埋入後は一定期間安静にしなければ、オッセオインテグレーションが得られないと考えられてきた。どのようにして即時荷重が可能になったのかを理解するために、オッセオインテグレーテッドインプラントの歴史を簡単に見てみよう。荷重時期による分類は、遅延荷重：インプラントメーカーのマニュアルどおり、早期荷重：24時間以後からマニュアル提示の時期より早期に荷重する。即時荷重：埋入から24時間以内に荷重するもの、とされている（バルセロナ・インプラント・コンセンサス会議）。また、埋入後即時に補綴物を連結しても咬合を与えない場合は即時機能＝イミディエート・ファンクションとして、即時荷重＝イミディエート・ローディングと区別する。

　オッセオインテグレーションという用語は、1950年代に、チタンと骨が結合することを偶然発見したBrånemarkによる造語で、「インプラントの直接的な骨組織による骨への固定で、光学顕微鏡レベルでその界面に線維性の組織が介在しない状態」と定義されている。彼は、オッセオインテグレーションの達成には、
1．感染の危険性を減らす
2．粘膜上皮が根尖方向に伸びることを阻止する
3．不必要な荷重を避けることが重要である

とし[3,4]、インプラント埋入後粘膜を完全閉鎖し、下顎で4ヵ月、上顎で6ヵ月の治癒期間を経て二次手術を行う2回法遅延荷重のプロトコールを確立した。その後、ブローネマルクインプラントは、長期の臨床研究を経て1982年トロント・インプラント・コンセンサス会議で、格段に臨床予後の良いインプラントとして認められ、2回法はオッセオインテグレーテッドインプラントの基本として世界中に広まった。

　その後、2回法の外科的侵襲、外科に伴うコスト、そして機能回復までの期間を改善する試みが1980年代より行われた。まず行われたのは、歯肉を完全閉鎖せず口腔内にインプラントを貫通させる1回法遅延荷重法で、1回法用のインプラントを開発したITIをはじめとして、多くの研究が行われた。その結果、1回法でも2回法と変わらない成功率が報告された[5-8]。その後、Lindheらによる組織学的な研究においても、1回法でも2回法と同じくオッセオインテグレーションが得られることが証明された[9]。このことにより、オッセオインテグレーションに2回法が必須であるという点は変更せざるを得なくなった。

　1990年代後半からは、荷重時期を早めることがインプラント界の大きな関心事となった。手術後早期に埋入したインプラントで支える固定式の暫間補綴物を装着することのメリットは患者、歯科医師双方にとって計り知れない。治癒期間の荷重に関しては、埋入直後にインプラントが骨に対して15～50μmの微小振動を起こすとオッセオインテグレーションが阻害される[10,11]ことが報告された。この微小振動のコントロールが荷重時期短縮の課題となった。

　臨床研究で早い時期に取り組まれたのが、1回法早期荷重への挑戦であった。Ericssonらは下顎無歯顎で1回法早期荷重と2回法遅延荷重の比較を行った。インプラントどうしをフルアーチで連結して5年後、1回法早期荷重でも2回法とほぼ同じ良い結果を得た。これにより下顎無歯顎連結ケースは1回法の早期荷重でも対処できることがわかった[11]。

　Schnitmanら[12]は下顎無歯顎のインプラント治療において、2回法予定の数本のインプラント以外に3本のインプラントを埋入し、固定式のテンポラリーを装着し即時荷重した。成功率は85％であったが、初めての即時荷重の報告として、その可能性を示した。次いで、Tarnow

ら[13]は無歯顎患者下顎6症例、上顎4症例で各10本を埋入し、そのうち5本のインプラントを連結し即時荷重した。その結果、上下顎の結果に統計学的な差はなかった。このことから、複数本のインプラントをフルアーチ状にスプリントすることが、即時荷重を成功させるために有効であるということがわかった。

1999年、BrånemarkはNovumシステムを開発した。これは3本のインプラントを埋入して固定式の上部構造を装着するというシステムで、50名の患者に計150本のインプラントを埋入し、即時荷重が行われた。3年後のインプラントの残存率は98％という驚異的な数値が示され、即時荷重は下顎無歯顎において信頼できるオプションとなった[14]。

一方、フルアーチで連結固定のできない少数インプラント、単独歯欠損インプラント、骨質の悪い上顎でも1回法即時荷重の研究が次々と行われた。Ericssonらは、機械研磨表面のインプラントを用い、上顎単独歯欠損部位で即時荷重を行った。成功率は86％で、失敗はすべて埋入より5ヵ月以内に起こり、その後に脱落するインプラントはなかった。このことから、失敗は荷重直後の初期固定に問題が生じて起きることが示唆された[15]。

いかに、インプラントの初期固定を達成するかが即時荷重の成功率に関係することがわかるにつれ、手術手法、インプラントのデザイン、インプラントの表面性状の研

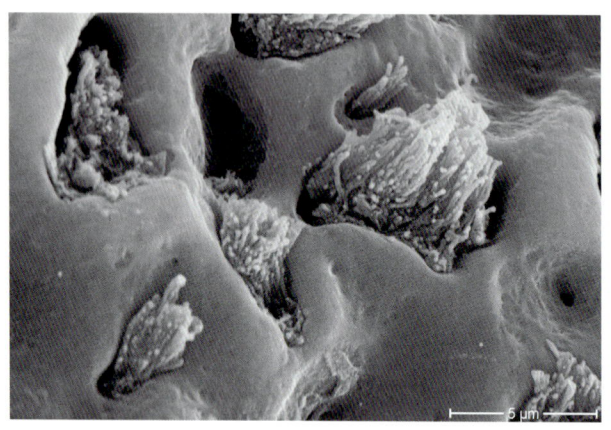

図3　SchüpbachとGlauserによるTiUnite™の骨界面の電子顕微鏡画像（Nobel Biocare社提供）。

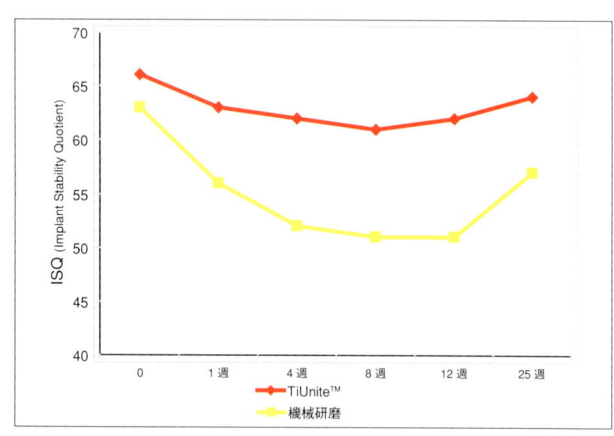

図4　GlauserによるTiUnite™と機械研磨との初期固定の変化。

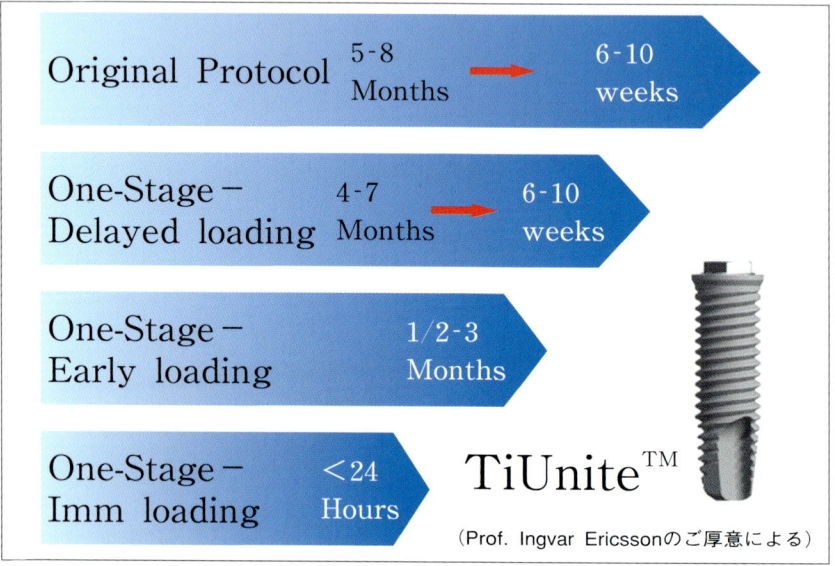

図5　酸化チタン表面の開発は治癒期間を短縮した。TiUnite™（Nobel Biocare社）の例。

究が進められた。軟らかい骨でも、初期固定を得るために手術のプロトコールの改善がなされた。AdriaenssensとHerman[16]によりオステオトームテクニックが発表された。骨組織を圧迫し、圧縮固定（press fit）が得られ初期固定が向上すること[17-19]が報告された。さらに、テーパーを付与したインプラントが有利であることがわかり、インプラントのデザインに反映された。

表面性状として、まず粗面構造、次いで酸化チタンがオッセオインテグレーションの早期獲得に効果的であることが報告された。そして、インプラントメーカーはそれぞれ酸化チタンで粗面構造を持つインプラントを発表した。Ericssonの研究から2年後、同じ審美部位への単独歯欠損インプラントの即時荷重において、成功率97％という驚異的な結果が報告された[20]。この研究は抜歯後即時荷重であり、TiUnite™表面加工のインプラントを使用していた。TiUnite™はNobel Biocare社の酸化チタン表面加工インプラントの商標名である。ここで表面加工の違いが、即時荷重に大きな影響を与えることが明らかになった。

Glauserらは、骨の軟らかい上顎臼歯部に埋入した2種類のインプラントのImplant Stability Quotient（以下ISQ）値を用いて報告した（図3）[21,22]。TiUnite™表面のインプラントでは、埋入2ヵ月後に安定度は最低となり、その後に安定度を増し6ヵ月で初期のレベルに達した。一方、機械研磨加工インプラントでは埋入3ヵ月後に安定度は最低となり、その後に除々に安定度を増し、6ヵ月で初期のレベルより低い状態で安定した（図4）[21]。いずれの時期においても、TiUnite™表面加工は機械加工よりも安定度が高かった。Rocciらは即時荷重、早期荷重、遅延荷重のインプラントの組織学的検討を行った。TiUnite™の表面には、すべての荷重において骨組織がインターロックしており、臨床的にも望ましい状態であることがわかった[23,24]。この結果、TiUnite™はNobel Biocare社のすべてのインプラントに導入され、治癒期間を短縮した（図5）。

即時荷重に関しては、その後も多くの研究がなされた[17,25-29]。こうした結果から、2005年には、TiUnite™はすべての症例に対して即時荷重が可能なインプラントとして米国FDAの認可を受けた。

現在までに、即時荷重を成功させるうえで重要なことは、適切なインプラント、つまり酸化チタン表面のスクリュータイプを用いて埋入時に適切な初期固定を得ることだということがわかってきた[30,31]。

即時荷重の臨床的な咬合状態についての研究は少ない。Vanden Bogaerdeらは、上下顎臼歯部にTiUnite™表面のブローネマルクシステムMkⅣを埋入して抜歯後即時

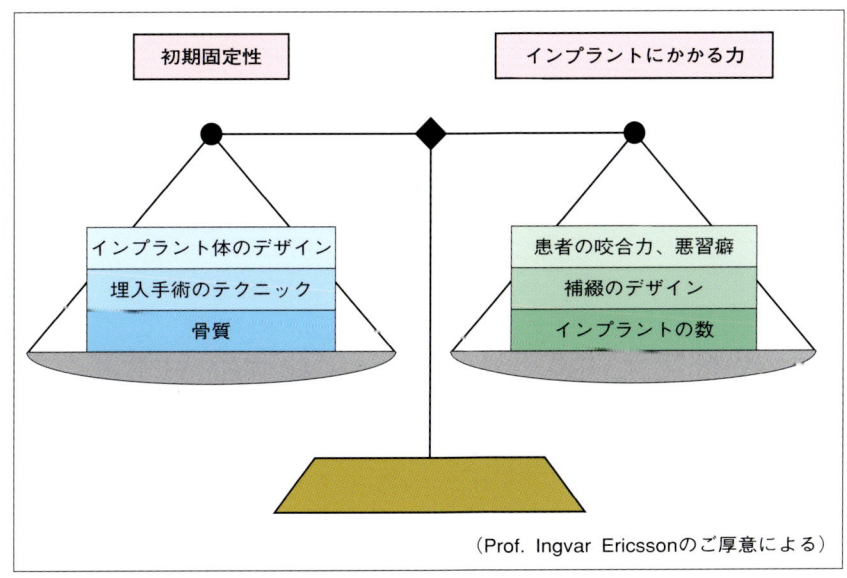

図6　即時荷重の検討；初期固定性とインプラントにかかる力のバランス、それぞれに影響を与える因子の模式図。

序章

荷重を行った際に、ISQ値の低下（67から53）が起こり、脱落の兆候を観察した。それに対し、ただちに咬合負荷を取り除いたところ、ISQ値は改善した。このことから、咬合負荷とインプラントの安定度には深い関係があることがわかった[32]。Calandrielloらは、下顎臼歯部に埋入したTiUnite™のワイドインプラントの研究で、即時荷重1年後の辺縁骨のレベルとISQ値を分析し、成功の条件として強固な初期固定と軽度の咬合を挙げている。

　臨床で即時荷重を計画する場合は、予定するインプラントの初期固定性と、インプラントにかかる力のバランスを検討することが必要である（図6）。インプラントの初期固定性は、骨質、埋入手術のテクニック（オステオトームテクニック、アダプテーションテクニックその他）、インプラントのデザイン（長さ、形状、表面性状など）の三つの要素に大きな影響を受け、インプラントにかかる力はインプラントの数、補綴のデザイン（例えばカンチレバーや咬合など）、患者の条件（咬合力や悪習癖など）に左右されると考える。インプラントの初期固定性が良くても、それぞれのインプラントにかかる力が強大であれば、即時荷重は見合わせたほうが良いであろうし、逆に初期固定性があまり高くなくても、かかる力が小さければ、即時荷重が可能な場合もある。

　臨床的な判断は術者にゆだねられるが、一般的なメーカーの基準では、初期固定性に関しては、埋入トルクがインプラント全体で（ネック部分のみではなく）25Ncmから35Ncmは必要である。もし、これよりも低い場合でも、連結することによって初期固定性を得ることが可能である。連結固定ができないシングルスタンディングでは、最低でも35Ncmのトルクが必要である。より高いトルクでの埋入でも、良好な結果が報告されている[33,34]。

　インプラントにかかる力に関しては、即時荷重の暫間補綴の咬合の付与について、次のようなアドバイスを参考にするとよい。

1）複数のインプラントを用いる場合は、埋入直後に必ず連結し、咬合はセントリック・コンタクトのみに限局し、偏心運動時のコンタクトは避ける。
2）無歯顎症例の場合は、前歯のみに咬合させ臼歯は咬合させない。
3）単数のインプラントを用いる場合は、補綴物はスペーサーとして用い、対合歯との間に1mm程度のスペースを設け咬合させない。
4）咬合面材料は咬耗しやすいようにアクリリック・レジンで製作する。

　また、埋入直後に初期固定のしっかりとしている段階でスクリューの締結のような処置を完了し、その後6ヵ月間はインプラントにトラウマを加えないように注意しなければならない[35]。

序章
治療計画ソフトウェアによる診断と外科・補綴の連携

　コンピュータ上でのインプラントの治療計画の立案には、専用のソフトウェアを使用する（図7）。現在、数種類のインプラント治療計画ソフトウェアが発売されており、いずれもCTデータを利用して、二次元、三次元の画像を見ながらバーチャル・プランニングを行う。筆者はその中で、唯一補綴主導のトップダウントリートメントのコンセプトでの治療計画が可能なNobel Biocare社のNobelGuide（ノーベルガイド）を使用している。その特長は、コンピュータ上で立てた治療計画のデータを元にCAD/CAMの技術でサージカルテンプレートを製作し（図8）、それを用いて短時間で正確な位置にインプラントを埋入することができることである。埋入直後に補綴物の連結が可能なシステムが完成されている。そもそも、NobelGuideは、即時荷重のコンセプトで補綴連結までの時間を最短にするために開発されたもので、この点が単なるシミュレーションソフトウェアにとどまらない特長となっている。

　NobelGuideのもう一つの特長は、フラップレスサージェリーを可能にすることである。粘膜剥離を行わないため、外科的侵襲、それに伴う合併症が最小限となり、出血、腫脹などもほとんどみられない。ガイディッド・サージェリーで行うため、骨の解剖学的形態を十分に考慮し、決定した位置に埋入できるので安全である。Beckerらによると、TiUnite™のインプラント79本の埋入をフラップレスで行ったところインプラントの成功率は98.7％であり、外科処置時間の短縮、術後の骨レベル、ポケットの深さの変化、炎症が少なく、術後の不快感の消失など利点が多い予知性の高い術式であると結論づけている[36]。米国ではインプラントのバーチャル・プランニングが現実のものとなっており、フラップ挙上を行う歯科医師は敬遠されている。フラップレスと即時機能の波には逆らえないのである。日本でも必ずこの事態は発生するであろう。

　このバーチャル・プランニングの情報を複数の歯科医師で共有できるのも特筆すべき点である。遠く離れた場所にいるエキスパートにネットでデータを送り、その指導を受けながら、実際の埋入補綴を行うことも可能である。

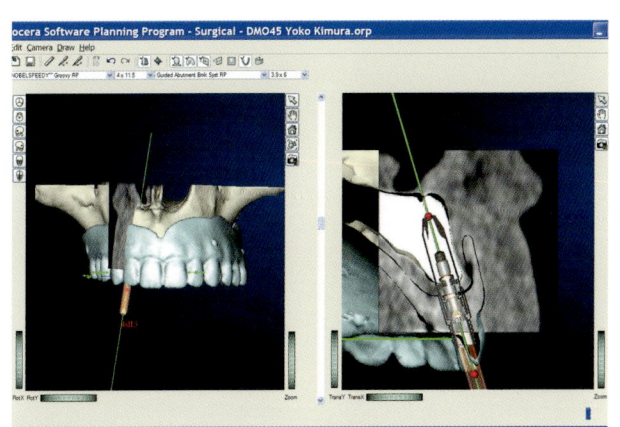

図7　コンピュータ上で三次元画像と二次元画像での埋入シミュレーション。補綴物形態との位置関係を確認できる（NobelGuide）。

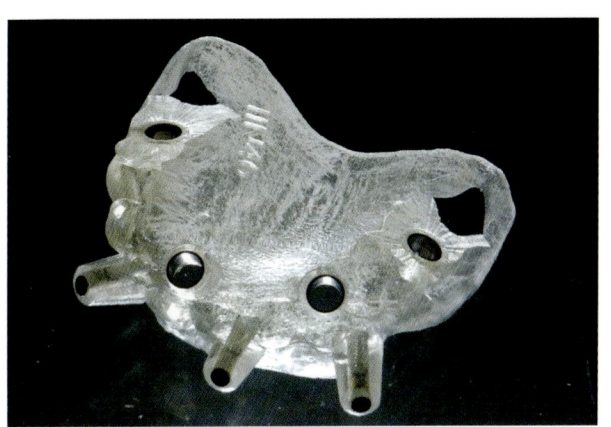

図8　プランニングのデータをCAD/CAMにて光造形したサージカルテンプレート（NobelGuide）。

序章

　IT技術の発達の速度は目覚ましい。いよいよ、歯科技術もIT技術と結びつき、新たな時代に突入した。患者の立場に立った夢のインプラント技術の未来は、まだ始まったばかりである。われわれも新しい扉を開けて歩き始めなければならない。

引用文献

1. Rocci A, Martignoni M, Gottlow J. Immediate loading in the maxilla using flapless surgery, implants placed in predetermined positions, and prefabricated provisional restorations : A retrospective 3-year clinical study. Clin Implant Dent Relat Res 2003 ; 5 Suppl 1 : 29-36.
2. van Steenberghe D, Glauser R, Blomback U, Andersson M, Schutyser F, Pettersson A, Wendelhag I. A computed tomographic scan-derived customized surgical template and fixed prosthesis for flapless surgery and immediate loading of implants in fully edentulous maxillae : A prospective multicenter study. Clin Implant Dent Relat Res 2005 ; 7 Suppl 1 : S111-120.
3. Brånemark PI, Adell R, Breine U, Hansson BO, Lindstrom J, Ohlsson A. Intra-osseous anchorage of dental prostheses. I. Experimental studies. Scand J Plast Reconstr Surg 1969 ; 3（2）: 81-100.
4. Brånemark PI, Hansson BO, Adell R, Breine U, Lindstrom J, Hallen O, Ohman A. Osseointegrated implants in the treatment of the edentulous jaw. Experience from a 10-year period. Scand J Plast Reconstr Surg Suppl 1977 ; 16 : 1-132.
5. Buser D, Weber HP, Bragger U, Balsiger C. Tissue integration of one-stage implants : Three-year results of a prospective longitudinal study with hollow cylinder and hollow screw implants. Quintessence Int 1994 ; 25（10）: 679-86.
6. Gotfredsen K, Hjorting-Hansen E, Budtz-Jorgensen E. Clinical and radiographic evaluation of submerged and nonsubmerged implants in monkeys. Int J Prosthodont 1990 ; 3（5）: 463-469.
7. Ericsson I, Randow K, Glantz PO, Lindhe J, Nilner K. Clinical and radiographical features of submerged and nonsubmerged titanium implants. Clin Oral Implants Res 1994 ; 5（3）: 185-189.
8. Weber HP, Buser D, Fiorellini JP, Williams RC. Radiographic evaluation of crestal bone levels adjacent to nonsubmerged titanium implants. Clin Oral Implants Res 1992 ; 3（4）: 181-188.
9. Abrahamsson I, Berglundh T, Wennstrom J, Lindhe J. The peri-implant hard and soft tissues at different implant systems. A comparative study in the dog. Clin Oral Implants Res 1996 ; 7（3）: 212-219.
10. Brunski JB. Biomechanical factors affecting the bone-dental implant interface. Clin Mater 1992;10（3）:153-201.
11. Skalak R. A brief essay on the philosophy of a one-step versus a two-step procedure for osseointegrated fixture-supported dental prostheses. In : Brånemark PI (ed). The Brånemark Novum Protocol for Same-day Teeth. Chicago : Quintessence, 2001 : 16-20.
12. Schnitman PA, Wohrle PS, Rubenstein JE. Immediate fixed interim prostheses supported by two-stage threaded implants : Methodology and results. J Oral Implantol 1990 ; 16（2）: 96-105.
13. Tarnow DP, Emtiaz S, Classi A. Immediate loading of threaded implants at stage 1 surgery in edentulous arches : Ten consecutive case reports with 1- to 5-year data. Int J Oral Maxillofac Implants 1997 ; 12（3）: 319-324.
14. Brånemark PI, Engstrand P, Ohrnell LO, Grondahl K, Nilsson P, Hagberg K, Darle C, Lekholm U. Brånemark Novum : A new treatment concept for rehabilitation of the edentulous mandible. Preliminary results from a prospective clinical follow-up study. Clin Implant Dent Relat Res 1999 ; 1（1）: 2-16.
15. Ericsson I, Nilson H, Nilner K. Immediate functional loading of Brånemark single-tooth implants. A 5-year clinical follow-up study. Applied Osseointegration Res 2001 ; 2（1）: 12-16.
16. Adriaenssens P, Herman M. Immediate implant function in the anterior maxilla : A surgical technique to enhance primary stability for Brånemark Mk III and Mk IV implants. A randomized, prospective clinical study at the 1-year follow-up. Appl Osseointegration Res 2001 ; 2 ; 17-21.
17. Glauser R, Lundgren AK, Gottlow J, Sennerby L, Portmann M, Ruhstaller P, Hammerle CH. Immediate occlusal loading of Brånemark TiUnite implants placed predominantly in soft bone : 1-year results of a prospective clinical study. Clin Implant Dent Relat Res 2003 ; 5 Suppl 1 : 47-56.
18. O'Sullivan D, Sennerby L, Meredith N. Measurements comparing the initial stability of five designs of dental implants : A human cadaver study. Clin Implant Dent Relat Res 2000 ; 2（2）: 85-92.
19. Rocci A, Martignoni M, Gottlow J, Rangert B. Immediate function of single and partial reconstructions in the maxilla using MK IV fixtures. A retrospective analysis. Appl Osseointegration Res 2001 ; 2 : 22-26.
20. Kirketerp P, Andersen J B, Urde G. Replacement of extracted anterior teeth by immediately loaded Replace Select HA-coated implants. A one-year follow-up of 35 patients. Appl Osseointegration Res 2002 ; 3 : 40.
21. Glauser R, Portmann M, Ruhstaller P, Lundgren AK, Hammerle CHF, Gottlow J. Stability measurements of immediately loaded machined and oxidized implants in the posterior maxilla. A comparative clinical study using resonance frequency analysis. Appl Osseointegration Res 2001 ; 2 : 27-29.
22. Schüpbach P, Glauser R, Rocci A, Martignoni M, Sennerby L, Lundgren AK, Gottlow J. The human bone-oxidized titanium implant interface : A microscopic, scanning electron microscopic, back-scatter electron microscopic, and energy-dispersive X-ray study of clinically retrieved implants. Clin Implant Dent Relat Res 2005 ; 7（Suppl 1）: 36-43.

23. Rocci A, Martignoni M, Gottlow J. Immediate loading of Brånemark System TiUnite and machined-surface implants in the posterior mandible: A randomized open-ended clinical trial. Clin Implant Dent Relat Res 2003; 5 Suppl 1: 57-63.
24. Rocci A, Martignoni M, Burgos PM, Gottlow J, Sennerby L. Histology of retrieved immediately and early loaded oxidized implants: Light microscopic observations after 5 to 9 months of loading in the posterior mandible. Clin Implant Dent Relat Res 2003; 5 Suppl 1: 88-98.
25. Maló P, Rangert B, Dvarsater L. Immediate function of Brånemark implants in the esthetic zone: A retrospective clinical study with 6 months to 4 years of follow-up. Clin Implant Dent Relat Res 2000; 2(3): 138-146.
26. Horiuchi K, Uchida H, Yamamoto K, Sugimura M. Immediate loading of Brånemark system implants following placement in edentulous patients: A clinical report. Int J Oral Maxillofac Implants 2000; 15(6): 824-830.
27. Maló P, Rangert B, Nobre M. "All-on-Four" immediate-function concept with Brånemark System implants for completely edentulous mandibles: A retrospective clinical study. Clin Implant Dent Relat Res 2003; 5 Suppl 1: 2-9.
28. Olsson M, Urde G, Andersen JB, Sennerby L. Early loading of maxillary fixed cross-arch dental prostheses supported by six or eight oxidized titanium implants: Results after 1 year of loading, case series. Clin Implant Dent Relat Res 2003; 5 Suppl 1: 81-87.
29. Hatano N, Yamaguchi M, Suwa T, Watanabe K. A modified method of immediate loading using Brånemark implants in edentulous mandibles. Odontology 2003; 91(1): 37-42.
30. Barewal RM, Oates TW, Meredith N, Cochran DL. Resonance frequency measurement of implant stability in vivo on implants with a sandblasted and acid-etched surface. Int J Oral Maxillofac Implants 2003; 18(5): 641-651.
31. Friberg B, Sennerby L, Grondahl K, Bergstrom C, Back T, Lekholm U. On cutting torque measurements during implant placement: A 3-year clinical prospective study. Clin Implant Dent Relat Res 1999; 1(2): 75-83.
32. Vanden Bogaerde L, Rangert B, Wendelhag I. Immediate/early function of Brånemark System TiUnite implants in fresh extraction sockets in maxillae and posterior mandibles: An 18-month prospective clinical study. Clin Implant Dent Relat Res 2005; 7 Suppl 1: S121-130.
33. Calandriello R, Tomatis M, Rangert B. Immediate functional loading of Brånemark System implants with enhanced initial stability: A prospective 1- to 2-year clinical and radiographic study. Clin Implant Dent Relat Res 2003; 5 Suppl 1: 10-20.
34. Ostman PO, Hellman M, Sennerby L. Direct implant loading in the edentulous maxilla using a bone density-adapted surgical protocol and primary implant stability criteria for inclusion. Clin Implant Dent Relat Res 2005; 7 Suppl 1: S60-69.
35. 保母須弥也, 細山憧. インプラントの咬合. 東京: クインテッセンス出版, 2006.
36. Becker W, Goldstein M, Becker BE, Sennerby L. Minimally invasive flapless implant surgery: A prospective multicenter study. Clin Implant Dent Relat Res 2005; 7 Suppl 1: S21-27.

1章 コンピュータ・ベース法

　コンピュータ・ベース法はNobelGuideのコンセプトの中で、無歯顎や遊離端欠損のような広範囲のインプラント補綴に適した方法で、NobelGuideのフラッグシップ的テクニックである。これまでの歯科常識を覆す先端的な内容をもつため、その全貌を理解するには柔軟な思考が要求される。本章ではコンピュータ・ベース法について説明することにしよう。

　コンピュータ・ベース法を実施する最初のステップは、ラジオグラフィックガイドとラジオグラフィック・インデックスを製作することで、これはCT画像を最終補綴物の形態と合成する場合のガイドとなる。

　CTスキャンでは、患者がラジオグラフィックガイドを装着した状態と、ラジオグラフィックガイド単体の二つのイメージを撮影する。これをコンピュータのディスプレー上で再構成、重ね合わせる。ラジオグラフィックガイドから最終補綴物の形態をイメージし、これを基準にトップダウンでインプラントの種類、太さ、長さ、埋入位置と方向などを決定する。この情報を基に、工場へサージカルテンプレートの製作を発注する。サージカルテンプレートは光造形法で製作される。サージカルテンプレートには、将来埋入するインプラントの位置や傾斜角度が記録されているので、その部位にインプラントレプリカを連結して作業模型を製作し、インプラント埋入手術前に暫間ブリッジを製作することができる。

　また、サージカルテンプレートを利用することによりあらかじめ想定した位置にインプラントをフラップレスで埋入することができる。切開を行わないため、出血のほとんどない状態で手術を行うことができる。手術時間も飛躍的に短縮でき術後の腫脹や出血の心配もない。また、インプラント埋入シミュレーションのみを行いたい場合には、ラジオグラフィックガイドなしでも可能である。

1章　コンピュータ・ベース法
ラジオグラフィックガイド

　ラジオグラフィックガイドは、コンピュータ・ベース法の二つのキーコンポネントの一つである。これは咬合面、歯冠の形態をCT画像に取り込むための義歯またはマウスピースで、最終的なインプラントの位置を決定するための参考となる。

　治療を成功させるには、ラジオグラフィックガイドを患者の口腔内にしっかりと安定した状態で精密に適合させなければならない。そのため、ラジオグラフィックガイドには床状の形態を与え、遠心は後臼歯三角まで十分に延長させる必要がある。また厚さは最低でも2mm以上必要で、変形しないように配慮する必要がある。素材はX線透過性のアクリリック・レジンが最適であろう。

　二つのCT画像を正確に合成するために、ガッタパーチャをラジオグラフィックガイドの表面に埋入して、リファレンス・ポイントを製作する。通常直径1.5mm、深さ1.0mmの孔を、ラジオグラフィックガイドの左右の唇頬側に1〜2個ずつ、舌口蓋側にそれぞれ2個ずつ、計6〜8個あけてガッタパーチャを詰め、上から即時重合レジンでカバーする。金属製の修復物が存在する場合は、なるべく根尖方向へ位置させ金属と離れるようにする。また、上下的な高さをばらばらにし、CT撮影時に同じ平面上に位置しないように工夫する（表1-1）。

無歯顎症例のラジオグラフィックガイド

　無歯顎症例では、もし来院時に患者の装着していた総義歯がよく適合し、人工歯が適切に配列され、トップダウン・トリートメントによるインプラントの埋入位置決定の参考になると判断される場合は、これをラジオグラフィックガイドとして使用すると良い。しかし、どんなに良い義歯でも、メタルプレート、補強線、陶歯のピンなどの金属製のパーツが使われている場合には、アーチファクトが発生するため使用できない。

　もし、患者の使っている総義歯が不適切な場合は、ダブルスキャン法のために新たに総義歯を製作し、これをラジオグラフィックガイドとして用いる必要がある。ラジオグラフィックガイドは、将来製作するインプラントの上部構造の母体となるので、その出来栄えは重要である（図1-1）。

　CT画像の合成のためにリファレンス・ポイントが不可欠なことは理解できたと考えるが、その数は総義歯では基本的に左右3個ずつ計6個必要である（図1-2、3）。

部分欠損症例のラジオグラフィックガイド

　部分欠損では患者の石膏模型を咬合器にマウントし、欠損部にレジン歯を配列する。また、ワックスを用い、ダイアグノスティック・ワックスアップを行っても良い（図1-4）。大切なことは審美的ならびに咬合的観点から理想的な歯列咬合面形態を復元することである。これによりトップダウン・トリートメントを進めるうえで理想的なスターティングポジションを確保することができる。

　続いて透明な即時重合アクリリック・レジンを練和してシート状に形成する。これを模型の上からかぶせマウスピースを作る。このとき配列した人工歯の歯冠部にはレジンをかぶせないように注意する。さらに精度を求める場合は、ラジオグラフィックガイドをワックスで製作し、技工用シリコーンでコアをとり、流蝋後にレジンを流し込み、重合すると良い。この操作中に模型を壊すことがあるので副模型があれば安心である。

　ラジオグラフィックガイドはCTスキャン中に口腔内でよく安定する必要がある。そのため残存歯とレジンの

床はよく密着しなければならない。最後に残存歯の咬頭頂、または辺縁隆線の部分に直径3mm程度の小さな孔をあけ、口腔内でラジオグラフィックガイドの適合状態をチェックできるようにする。この孔をインスペクション・ウィンドウと呼ぶ(図1-5)。

インスペクション・ウィンドウは3〜4個必要で、そのうち1〜2個は欠損に隣接した歯に設ける必要がある。インスペクション・ウィンドウは歯列全体に均等に位置するよう注意する。

CT撮影してからガイディッド・サージェリーまでの間に残存歯の形態を変化させないように注意する。冠を入れ換えたりすると、ラジオグラフィックガイドを母体にして製作したサージカルテンプレートは同じ位置に入らない。

表1-1 ラジオグラフィックガイドの要件

材質	アクリリックレジン
厚み	最低2mm
形態	最終補綴物の形態
適合性	口蓋、残存歯 欠損部粘膜(頰、歯槽頂、舌側) がたつきがない
床縁	前庭部、臼後部、口蓋後縁部
特殊な要件	リファレンス・ポイント(全例) インスペクション・ウィンドウ(部分欠損)
注意	副模型を保存(補綴用作業模型)

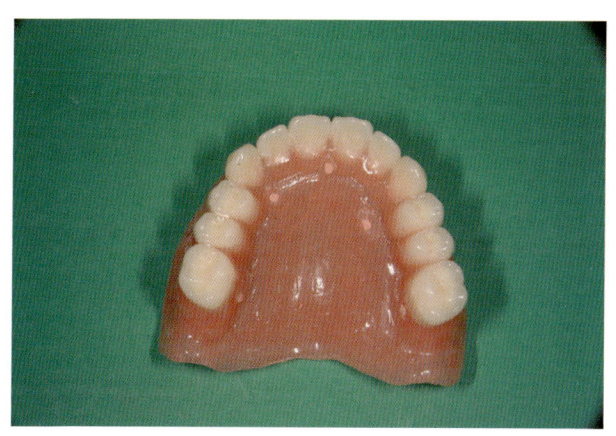

図1-1　無歯顎症例。最終的な補綴を想定して新製した義歯兼ラジオグラフィックガイド。リファレンス・ポイントが観察できる。

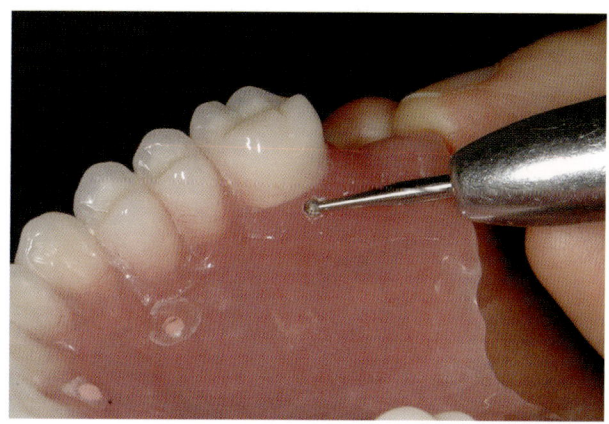

図1-2　リファレンス・ポイントを設置する孔は、表面から直径1.5mm、深さ1mm。

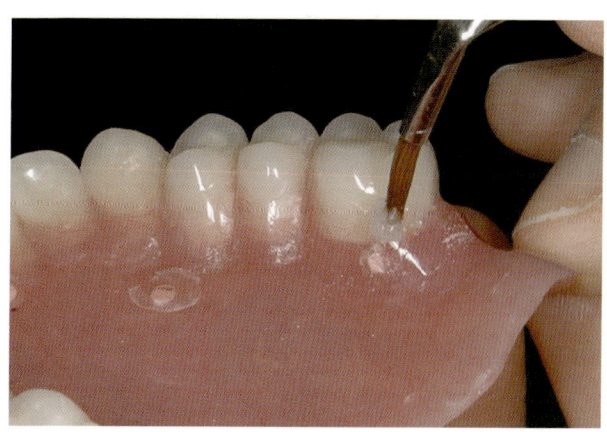

図1-3　リファレンス・ポイントは欠損部に関係なく全体的に6〜8個設置。上から即時重合レジンでカバーする。

ラジオグラフィック・インデックス

　ラジオグラフィック・インデックスは、口腔内に装着したラジオグラフィックガイドを対合歯と嚙ませて、安定させるためのシリコーン・バイトである。総義歯を用いる場合はシリコーン印象材を用い、口腔内で直接咬合を採得する（図1-6）。部分欠損の場合は、咬合器上でラジオグラフィック・インデックスを製作した際に、シリコーンを対合歯列と嚙ませて採得しても良い。対合歯列や義歯がない場合は、ラジオグラフィックガイドが脱落しないように、顎堤上に直接接触するような厚みをもったシリコーンインデックスを製作すると良い。

　シリコーン・バイトをトリミングし、上下ならびに前後関係が認識できるようにマジック・インクでマークしておく。以上、ラジオグラフィックガイドとラジオグラフィック・インデックスができたらCTスキャンを行う（図1-7）。

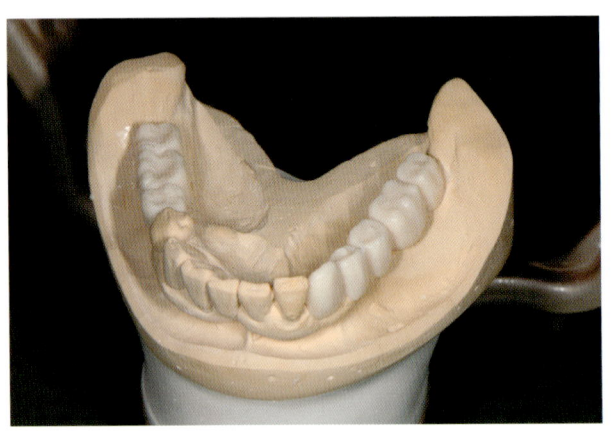

図1-4　部分欠損部のダイアグノスティック・ワックスアップ。この理想的形態と解剖学的骨形態を同時に見ながらバーチャル・プランニングを行う。

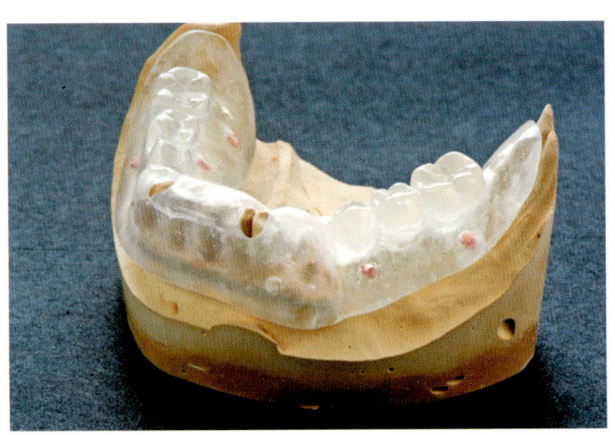

図1-5　部分欠損のラジオグラフィックガイドのインスペクション・ウィンドウで適合性をチェックする。

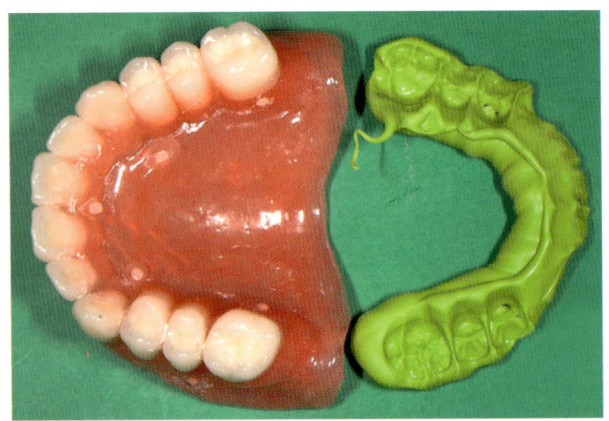

図1-6　新たに製作した義歯のラジオグラフィックガイドとラジオグラフィック・インデックス。

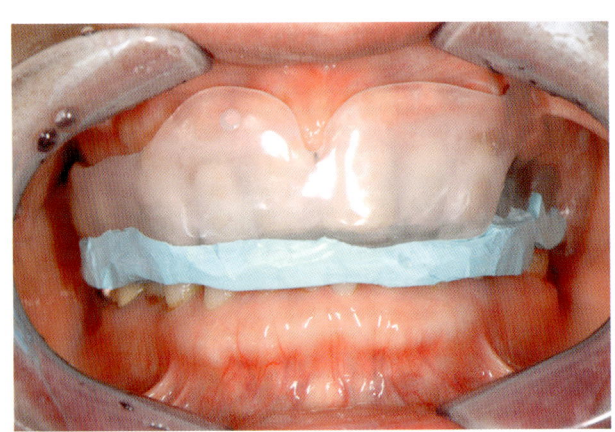

図1-7　CT撮影時。左上欠損でラジオグラフィックガイドとラジオグラフィック・インデックスを装着した状態。

1章 コンピュータ・ベース法
ダブルスキャン法

　コンピュータ・ベース法ではコンピュータソフトウェア上で仮想的にインプラントの埋入手術を実行することができる。この操作のためにCTスキャンは不可欠で、患者の顎の解剖学的情報と補綴物の歯の位置に関する情報が必要である。ダブルスキャン法は、これら二つのイメージを取り込む方法である（図1-8）。

　CTスキャンは、患者がラジオグラフィックガイドを装着した状態と、ラジオグラフィックガイド単体の2画像を撮影する。ラジオグラフィックガイドは、前者の画像上では不鮮明になるので、これとは別に鮮明な後者の画像が必要になる。CTスキャンでは、骨を見ようとすると軟組織が見えなくなるので、その形状はラジオグラフィックガイドの粘膜面から反転して合成する。ラジオグラフィックガイドの粘膜面の適合性を高め、また二つのラジオグラフィックガイドのイメージを重ね合わせるためにリファレンス・ポイントが重視されるのはこのためである。

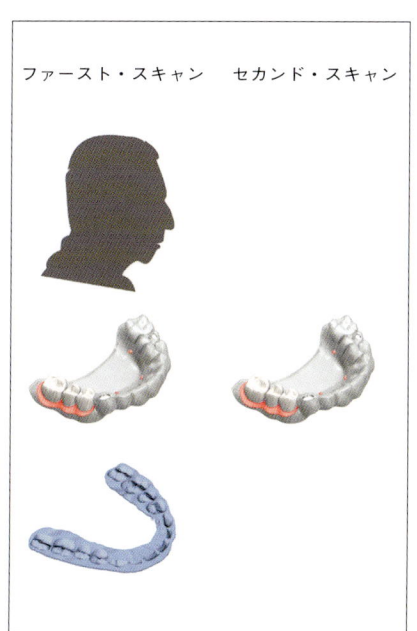

図1-8　ダブルスキャン法。二度目はラジオグラフィックガイドのみを撮影（Nobel Biocare社　ノーベルガイド・コンセプトマニュアルより引用・改変）。

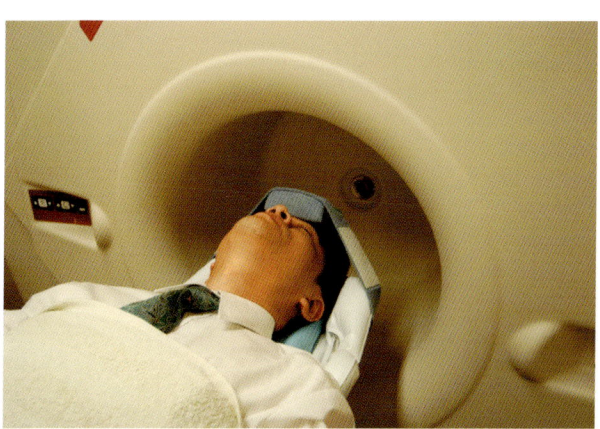

図1-9　ファースト・スキャン。

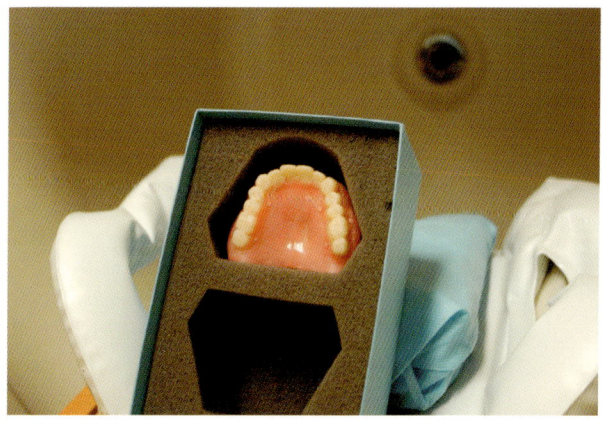

図1-10　セカンド・スキャン。Dr. Peter K. Moyのご厚意による。

ファースト・スキャン

　ファースト・スキャンは、患者にラジオグラフィックガイドを装着させた状態で実行する。患者にラジオグラフィックガイドを装着させ、ラジオグラフィック・インデックスを介在させてしっかりと噛ませる。この状態で患者をスキャナのベッドに寝かせ、オトガイが胸と同じ高さとなるように頭の位置を調節する（図1-9）。

　このとき咬合平面とCTスキャンの水平レーザー・インディケーターが平行となるように注意する。もしCTスキャンに垂直水平のレーザー・インディケーターが付いている場合は、これが上顎正中、鼻聴道線と一致するように調節する。

　部分欠損症例で、もし患者が金属製の修復物を装着している場合は、アーチファクトの発生によって画像が乱れるおそれがある。アーチファクトが発生すると、三次元画像上では棘のようなイメージとなり、診断の妨げになる。また、リファレンス・ポイントのガッタパーチャ・マークと重なると判別がつかなくなる。アーチファクトを消すためには、CTのスライス方向が金属修復物の咬合面と平行になるように調節する。そして、金属修復物と埋入予定部位の骨が同じ面でスライスされないように指示すると良い。

　隣接する歯根の中にメタルコアがある場合も大きな影響を受けるので、事前にファイバーコアなどに変更する必要がある。スキャン中は患者に、動いたり唾を飲み込まないように注意する。スライスの間隔は0.4〜0.5mmとする。

セカンド・スキャン

　ファースト・スキャンを終えたらスキャナから患者を降ろし、患者の口腔からラジオグラフィックガイドとラジオグラフィック・インデックスを取り出す。そして、ラジオグラフィックガイドのみをX線透過性の台にセロハンテープなどで固定する（図1-10）。

　将来二つの画像を合致させやすいように、ラジオグラフィックガイドができるだけファースト・スキャン時に患者の口腔内にあったのと同じ向き、かつ同じ傾斜度に固定されるように注意する。スキャンの条件はファースト・スキャンと同じものを用いて、ラジオグラフィックガイドのみをスキャンする。これでセカンド・スキャンの完了である。

1章 コンピュータ・ベース法
バーチャル・プランニング

　バーチャル・プランニングとは、ファースト・スキャンとセカンド・スキャンの画像を合致させ、ラジオグラフィック・インデックスの歯冠形態を参考にしてトップダウンでインプラントの埋入部位と方向を決定する方法である。ソフトウェアにはProcera Software Premiumを用いる（図1-11）。このソフトウェアにはNobel Biocare社製のインプラントのそれぞれの太さと長さの画像がインストールされている。これらを用いることにより、仮想のインプラント埋入手術を三次元画像上で実施することができる。

　インプラントの種類と埋入位置、方向が決定したら、この情報（図1-12）をスウェーデンの工場へ発信し、サージカルテンプレートの製造をオーダーする（図1-13）。このサージカルテンプレートを利用することにより、ガイディッド・サージェリーによってフラップレスでインプラントを埋入し、即時荷重を実施することができる。

ソフトウェアの使用法

　バーチャル・プランニングはプロセラ・ソフトウェア（Procera CadDesign）上の七つのステップに従って実施する（参考資料：Nobel Biocare社　ノーベルガイド・コンセプトマニュアル）。

1）患者登録：患者の登録を行い、治療IDを受け取る。
2）CTデータの変換：プロセラ・ソフトウェアのCT Scan Files Converter Programを起動し、上部に表示されるステップに従いCTデータを読み込み、骨とラジオグラフィックガイドを三次元のイメージに変換し、重ね合わせる。
3）バーチャル・プランニング：三次元のイメージ上で、ラジオグラフィックガイドで表現される補綴物の歯冠形態を参照しながら適切な位置にインプラント埋入計画を行い、サージカルテンプレートのプランを作成、承認する。
4）計画のインポート：サージカルテンプレートを製作するための計画を読み込む。
5）サージカルテンプレートの作成：製作予定のガイドの形態を透過性の画像で確認する。
6）サージカルテンプレートの確認：サージカルテンプレートはインプラントの本数により、1、2本、3、4本、5本以上の三つに分けられているので、該当するボタンを選択する。
7）製品の選択：画面上に予定部位の画像と、必要となる製品のリストが表示される。ここから必要な製品をチェックし、自分が注文したい製品の注文予定リストを作成する。

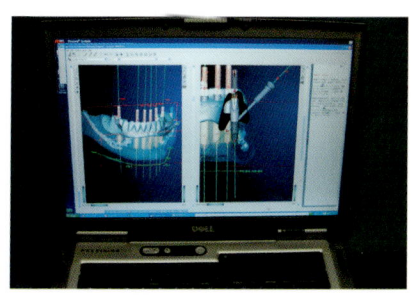
図1-11　Procera Software Premiumでのバーチャル・プランニング。

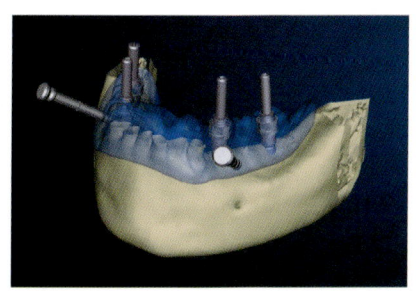
図1-12　ソフトウェア上でのサージカルテンプレートのデザイン。

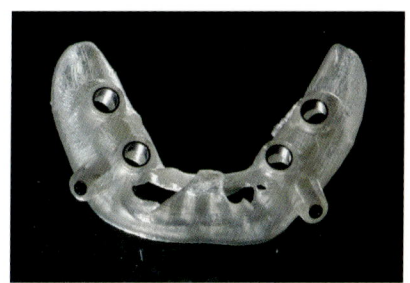
図1-13　データから製作された実際のサージカルテンプレート。

1章 コンピュータ・ベース法

次に、Order Managerというソフトウェアを立ち上げ、患者氏名を登録し、注文予定リストを移行させる。リスト内容を確認したのち、自分のIDを入力する。そして、インターネット経由で発注を行う。2週間ほどでサージカルテンプレートおよび発注した器材が手元に届く。

Procera CadDesign上での7つのステップ

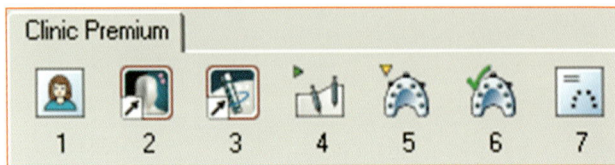

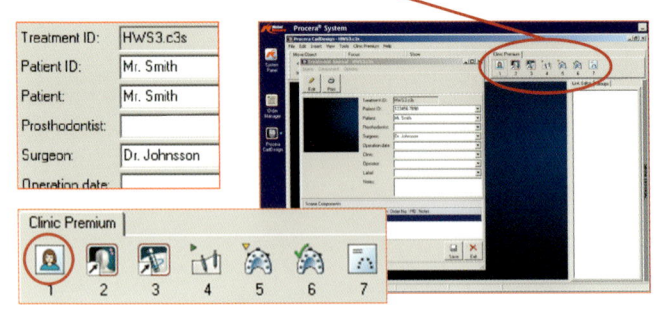

1）患者登録

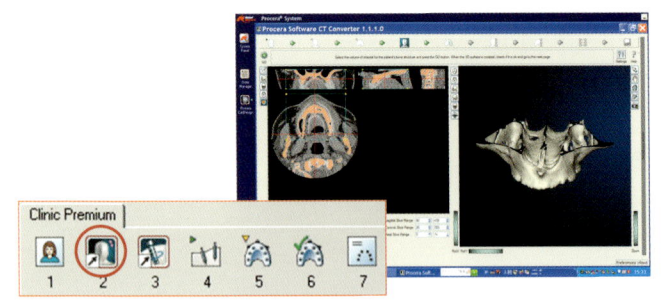

2）CTデータの変換

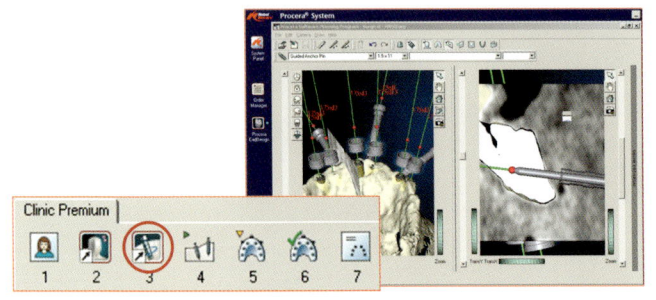

3）バーチャル・プランニング

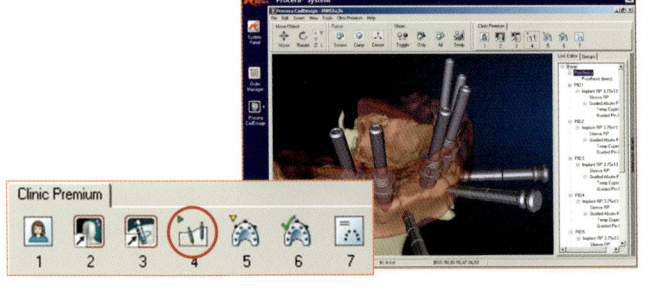

4）計画のインポート

バーチャル・プランニング

5）サージカルテンプレートの作成

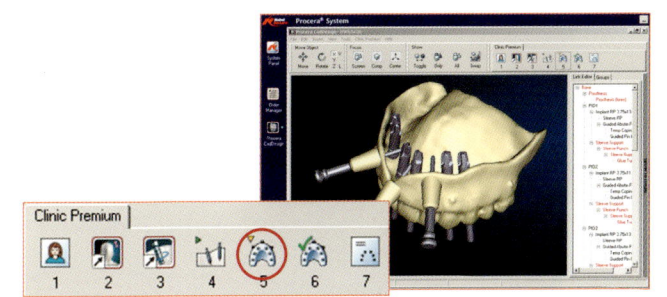

6）サージカルテンプレートの確認

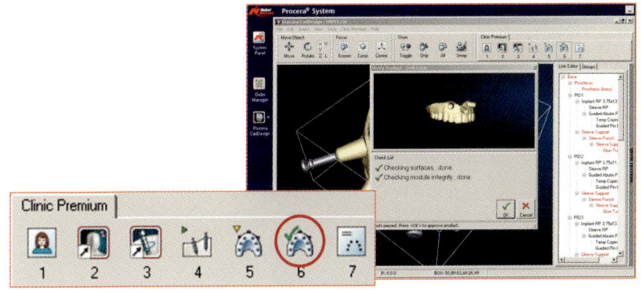

7）製品の選択

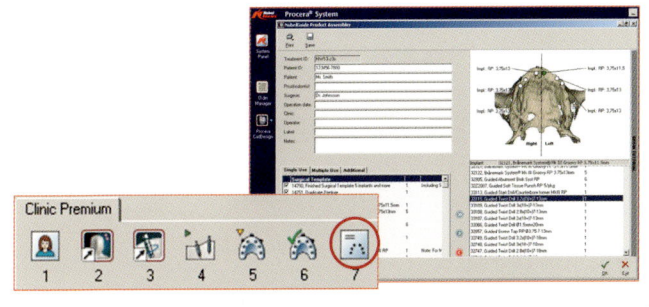

Order Managerによる発注

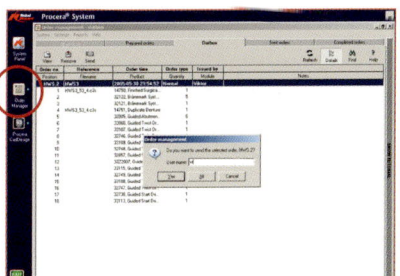

25

1章 コンピュータ・ベース法
サージカルテンプレート

　サージカルテンプレートが工場から届いたら、最初にTreatment ID numberが正しいか確認する。サージカルテンプレートの素材は必ずしも強靭ではないので、厚みが2.5〜3mmあることを確認する。これよりも薄い箇所がある場合は、即時重合レジンや光重合レジンを盛り付けて補強する。このとき、ガイディッド・スリーブ表面にレジンが付かないようにとくに注意する必要がある。

　サージカルテンプレートは、湿気と紫外線に敏感な素材で作られている。そのため、工場から送られてきた時に入っていた遮光性の袋に保存する。サージカルテンプレートを30分以上水に濡らすと変形するので注意しなければならない。つねに暗く乾いた場所に保存し、直射日光にさらしてはならない。

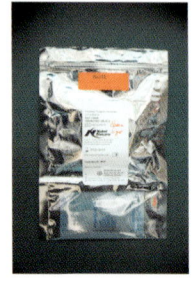

図1-14　ラジオグラフィックガイドの保存袋。遮光性で、乾燥剤が入っている。

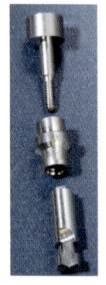

図1-15　ガイディッド・シリンダー・ウィズ・ピン。一番上からピン、ガイディッド・シリンダー、インプラントレプリカ。まず、ガイディッド・シリンダーをサージカルテンプレートのガイディッド・スリーブにはめ込み、上方からピンでインプラントレプリカをスクリュー留めする。

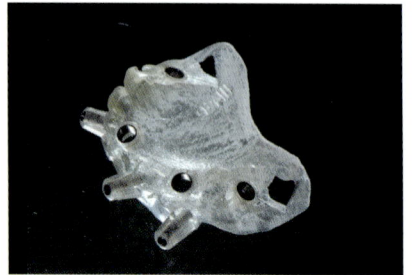

図1-16　サージカルテンプレートにガイディッド・スリーブが埋め込まれている。頰側にはアンカーピン・スリーブが埋め込まれている。

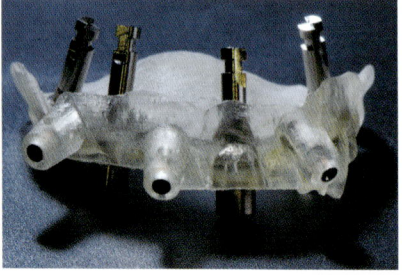

図1-17　ガイディッド・シリンダー・ウィズ・ピンを締めたところ。

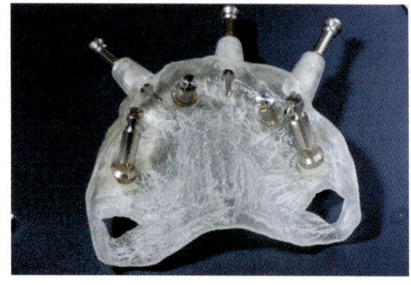

図1-18　図1-17の内面。インプラントレプリカが固定される。

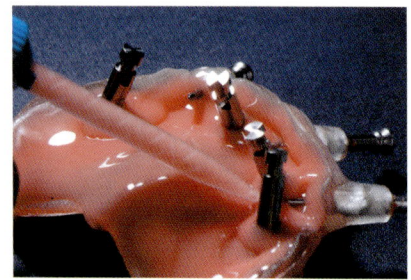

図1-19　レプリカ、アンカーピンを装着し、歯肉部分にピンクシリコーンを流す。

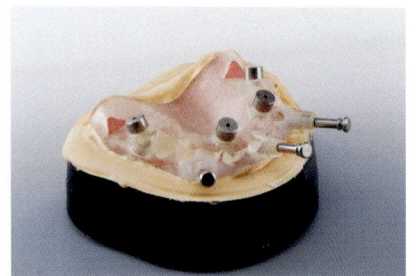

図1-20　ピンクシリコーンの上に石膏を盛る。

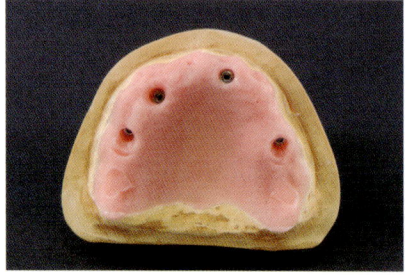

図1-21　石膏硬化後、サージカルテンプレートを取り除く。口蓋部はピンクシリコーンを減らし石膏にしても良い。

作業模型の製作

　サージカルテンプレートの入手後、最初に実行しなければならないのは、作業模型の製作である。サージカルテンプレートのインプラント埋入予定箇所には、ガイディッド・スリーブが埋め込まれている。これは、骨形成用のドリルの挿入口であり、インプラント(図1-14)の埋入位置とその角度が記録されている。そのため、これを利用すれば、インプラントの埋入手術に先立ち、作業模型を製作することができる。作業模型の製作法は、無歯顎症例と部分欠損症例では異なる。

無歯顎症例の作業模型製作法

　サージカルテンプレートの粘膜面方向からガイディッド・シリンダー・ウィズ・ピン(図1-15)でインプラントレプリカを固定する(図1-16、17)。インプラントレプリカは、将来埋入するインプラントの種類に一致するものを用いる。

　この他、無歯顎用のサージカルテンプレートでは、あらかじめ設定した位置に唇側方向から3本の口腔内固定用のアンカーピン・スリーブが付いているので、これにアンカーピンを挿入する(図1-18)。アンカーピンには、少量のワセリンを塗布しておくとよい。

　すべてのガイディッド・スリーブにインプラントレプリカが固定されたら、サージカルテンプレートの粘膜面に練和したピンクシリコーンを一層流しつける(図1-19)。そして、内面に練和した石膏を注入する(図1-20)。この際、このサージカルテンプレートは、水分に30分以上さらすと変形することを考慮し、手早く作業を行う必要がある。

　石膏が硬化したらアンカーピンを抜き取る。次に、ガイドピンを緩めてサージカルテンプレートと作業模型を分離する。モデルトリーマで過剰な石膏を削り取れば、無歯顎用インプラント補綴の作業模型が完成する(図1-21)。この模型にラジオグラフィックガイドを装着して咬合器にマウントし、補綴作業を行う。インプラントレプリカの位置は、将来埋入されるインプラントの位置にあるので、この模型上で製作した暫間ブリッジは、埋入したインプラントに正確に適合する。無歯顎症例の暫間ブリッジの製作法は、5章「補綴作業」を参照されたい。

部分欠損症例の作業模型製作法

　部分欠損症例の作業模型の製作法は、無歯顎症例と大きく異なるので注意する必要がある。サージカルテンプレートを入手したら、ラジオグラフィックガイドの製作に用いた石膏模型に適合させ精度を確認する。このとき、補綴作業のために咬合器にマウントしておくことを忘れてはならない(図1-22、23)。正しく適合したか否かは、インスペクション・ウィンドウによって確認することができる。石膏面からサージカルテンプレートが浮き上がり、空隙がみられる場合は、適合不良を意味する。原因として考えられるのは、ガイディッド・スリーブを補強する樹脂が内面に出ている、動揺歯の存在、CTデータのデータ間隙の誤差などがある。適合不良の場合は調整する。

　適合状態が確認されたら、石膏模型のインプラント埋入部位を切り落とす(図1-24)。そして、サージカルテンプレートのガイディッド・スリーブにインプラントレプリカを連結し、ガイディッド・シリンダー・ウィズ・ピンで固定する。続いて、アンカーピン・スリーブにアンカーピンを挿入する(図1-25)。欠損の大きさによるが、部分欠損症例では通常1～2本のアンカーピンが使用される。Replaceタイプのインプラントを使用するときは、トライ・チャンネルの三つのローブの位置に注意する必要がある。

　以上の操作が終わったら、石膏模型を適合させる。このとき、アンカーピンと石膏模型が当たらないことを確認する。もし当たるときは、模型のトリミングをやり直す必要がある(図1-26、27)。

　石膏模型がトリミングされている箇所に練和したピンクシリコーンを一層流し、その上から石膏を注入する(図1-28～30)。石膏の硬化後にガイドピンを緩めてインプラントレプリカと切り離し、アンカーピンを抜き取れば、石膏模型を撤去することができる(図1-31～33)。

1章 コンピュータ・ベース法

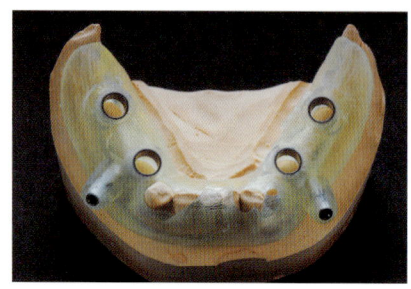

図1-22 サージカルテンプレートを模型に適合させる。

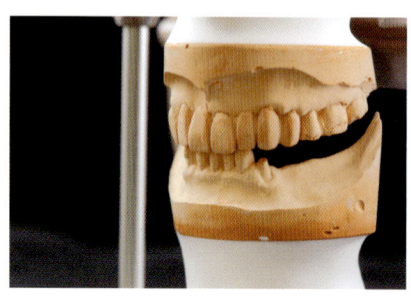

図1-23 模型を咬合器にマウントする。

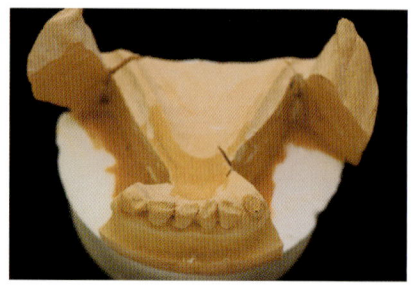

図1-24 インプラント埋入予定部位の石膏を切り落とす。

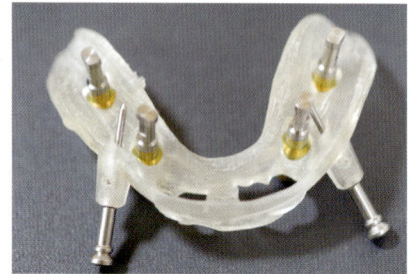

図1-25 ガイディッド・シリンダー・ウィズ・ピンでインプラントレプリカを固定し、アンカーピンを装着する。

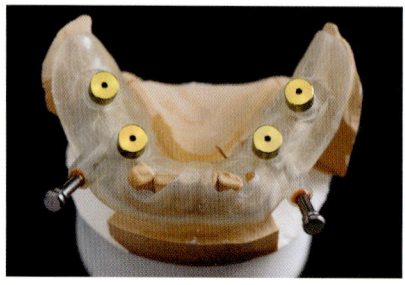

図1-26 その状態で模型に戻し、干渉する箇所がないことを確認。

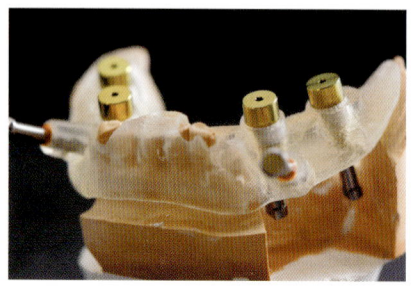

図1-27 インスペクション・ウィンドウで模型とサージカルテンプレートの適合を確認。

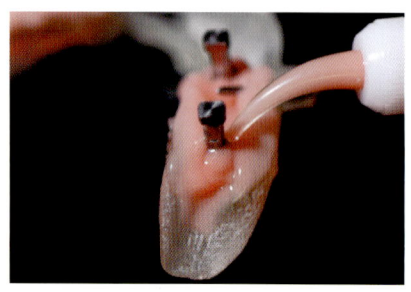

図1-28 ピンクシリコーンを補綴部位に適合させる。

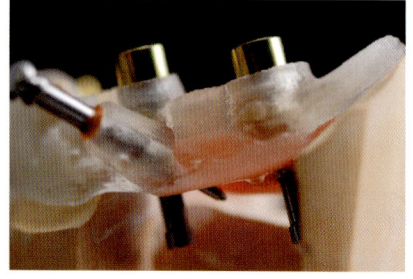

図1-29 シリコーン部分と模型の干渉がないことを確認。

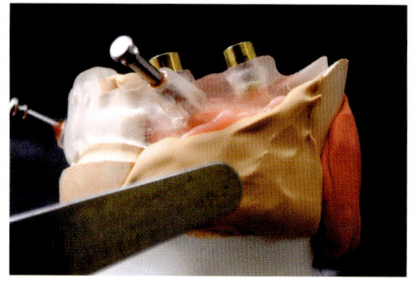

図1-30 石膏を盛る。

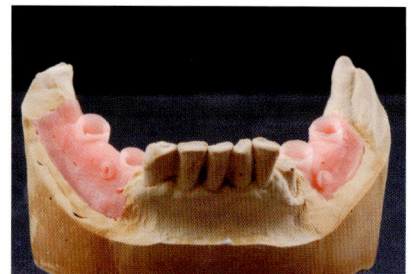

図1-31 アンカーピン、ガイディッド・シリンダー・ウィズ・ピンを緩め抜き取ったところ。

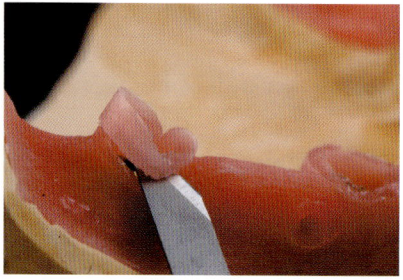

図1-32 余分なシリコーンをメスでトリミングする。

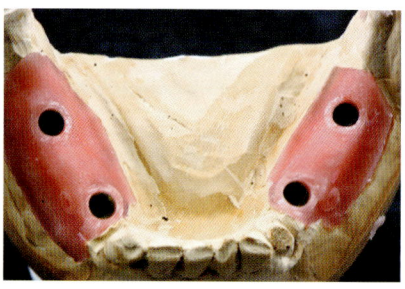

図1-33 作業模型の完成。

サージカルテンプレート

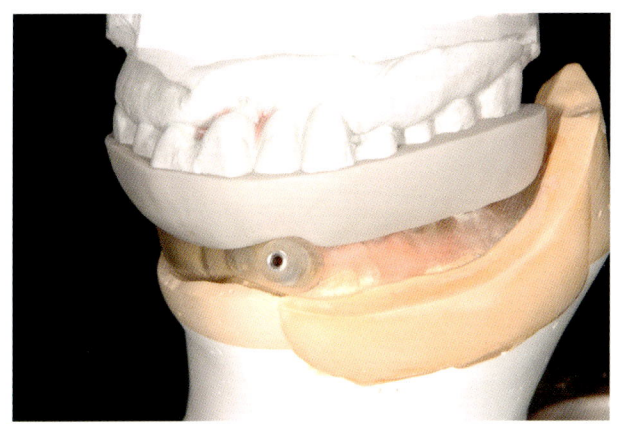

図1-34 サージカルテンプレートを戻してサージカル・インデックスを製作。

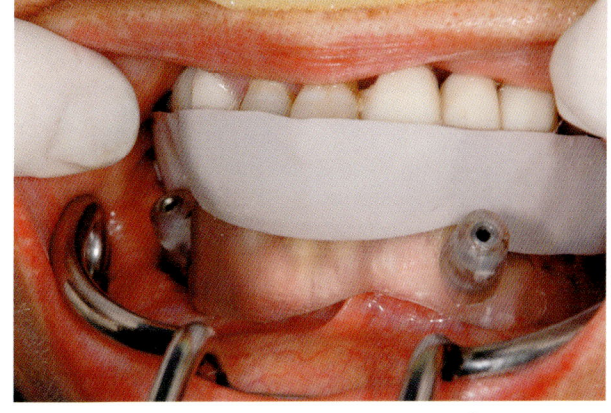

図1-35 ガイディッド・サージェリー時のサージカル・インデックス。

サージカル・インデックス

　サージカル・インデックスは、サージカルテンプレートを口腔内に正しく位置づけるために必要である。CTを撮影した時のラジオグラフィックガイドの位置と同じ位置にサージカルテンプレートを位置づける。ラジオグラフィック・インデックスと混同しないように注意する必要がある。サージカル・インデックスは、次のようにして製作する。

　最初に、使用済のラジオグラフィックガイドを取り出し石膏模型に適合させる。これにラジオグラフィック・インデックスを噛ませ、対合石膏模型と嵌合させて咬合器にマウントする。その後、ラジオグラフィックガイドをサージカルテンプレートに入れ換え、アンカーピンで固定した後、咬合面に練和したシリコーン印象材を置き、咬合を採得する。ガイディッド・シリンダーの中に深く入り込んだシリコーン印象材は、メスで取り除く（図1-34）。

　もし、対合歯列が部位的に欠損し、部分義歯によって補綴されていない場合は、歯槽堤と咬合するようにシリコーン・バイトを製作すれば良い。このようにして、製作したサージカル・インデックスは、ガイディッド・サージェリーを実行するときに、口腔内にサージカルテンプレートを固定するために役立つ（図1-35）。

29

2章
ソフトウェアの使用法

　本章では、コンピュータ・ベース法に使用するプロセラ・ソフトウェアの操作法について解説する。このソフトウェアはNobel Biocare社のプロセラのCAD/CAMの技術をインプラント治療に応用したものでProcera Software Clinical Premiumと呼ばれる。
　このソフトウェアでは、患者のCTデータ（DICOMファイル）から三次元画像を構築し、インプラント埋入の計画を立て、サージカルテンプレートを発注できる。最大の特長は、ラジオグラフィックガイドで表現される最終補綴物の形態をベースにした治療計画を立案できることであろう。しかしながら、何らかの理由によってラジオグラフィックガイドを製作しない場合でも、インプラント埋入シミュレーションを行うことも可能である。

2章 ソフトウェアの使用法
インストール方法

　NobelGuide（Procera System）を注文すると、Nobel Biocare社よりインストール用CDが送付されてくる。同時に、以下の条件を満たしたコンピュータを用意する。インターネット環境がブロードバンドであることも必須である（参考資料：Nobel Biocare社　ノーベルガイド・コンセプトマニュアル）。

　Procera Software Clinical PremiumにはProcera Cad-Designを中心とし、CT Scan Files Converter Program、Clinical Planning Program、Order Manager、Extra netへ接続するソフトウェアが存在する。これら一連のソフトウェアを統合しProcera Systemと呼んでいる。

コンピュータの条件
—Operating system Windows 2000, Service Pack 4 or Windows XP Professional, Service Pack 2
—Processor 2 GHz Pentium® IV or equivalent
—Internal memory 512 M
—Graphics card Recent nVIDIA card with nVIDIA's latest drivers installed & internal memory of 128 MB
—Monitor resolution 1024x768 or higher
—Hard disk 40GB
—Internet connection Broadband

　これらの条件をすべて満たす市販コンピュータは数社から発売されているが、Nobel Biocare社は保守管理システムが整備されているDELL社、hp（ヒューレット・パッカード）社の次の2機種を勧めている（2006年11月現在）。
・DELL Precision M 65
・hp xw4300/Workstation PS988AV BAXU
どちらも英語版のOSでの使用を勧めている。
ちなみに筆者は上記の条件を満たすSony社製カスタムメイドの日本語版OSのPCを使用している。利点は軽い、日本語版であるところだが、PCのトラブル時は個人的に解決しなければならないことが欠点である。

インストール

　用意するのは、インストール用CD（図2-1）、本社からメールで届いた「Procera System Registration／プロセラ・ソフトウェアの登録」のプリントアウト、インターネットに接続が可能なプロセラ・ソフトウェア用のコンピュータの3つである。インストールは、付属のインストール・ガイド（日本語）に従って進める。

　CDを挿入し、次に「Procera System Registration／プロセラ・ソフトウェアの登録」ウィンドウにユーザー名、パスワード、IPアドレスを入力。「続行」をクリックして「Installation/Upgrade found／インストール、アップグレードが検出されました」のメッセージが表示されたら、「Start Installation／インストールの開始」をクリックする。その後、インストールが進行し、インストールが完了すると「System is ok!／システムに問題ありません」というメッセージが表示される。「終了」をクリックするとインストールは完了である。

　その後、インターネットで接続し諸設定を行う。詳細はインストール・ガイドを参照されたい。

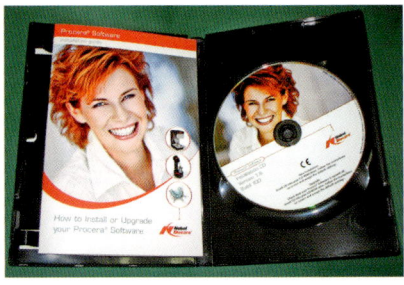

図2-1　インストール用CD、左がインストール・ガイド。

2章　ソフトウェアの使用法
Procera Systemの起動

　起動には、デスクトップに作成されるProcera Systemのショートカットをクリックする。最初の画面で、パスワードが求められるので、「sesam」と入力。次に、ソフトウェア画面左側中央部のProcera CadDesignのボタンをクリックする（図2-2赤円）。表示される画面が治療計画からサージカルテンプレートの発注までを行うソフトウェアで（図2-3）、上部右側のClinic Premiumの部分に表示される7つのボタンのステップごとに進めていく（図2-4）。ステップ7の後Order Managerで注文を行う。

ステップ1．患者登録
ステップ2．CTデータの変換（CT Scan Files Converter Program）
ステップ3．バーチャル・プランニング（プランニング・プログラム）
ステップ4．計画のインポート
ステップ5．サージカルテンプレートの作成
ステップ6．サージカルテンプレートの確認
ステップ7．製品の選択
Order Managerによる発注

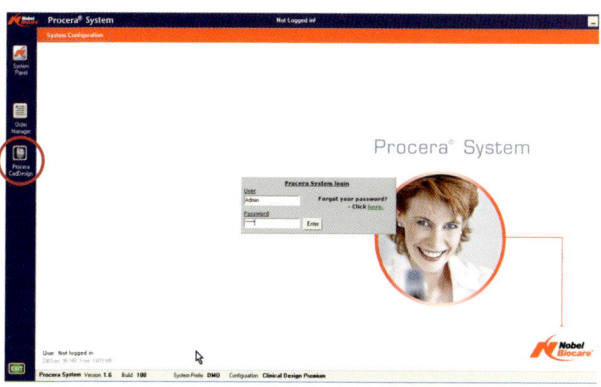
図2-2　パスワードを入力した後の画面。

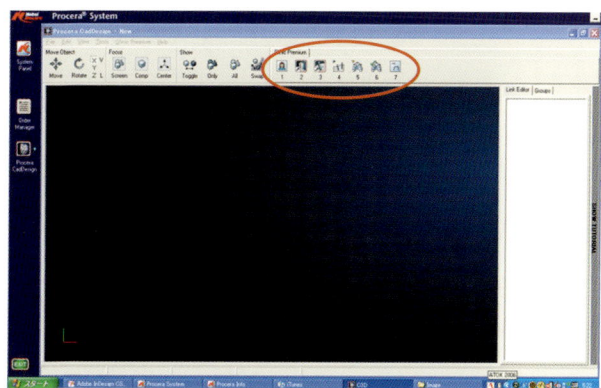
図2-3　Procera CadDesignの画面、赤円がClinic Premiumの7つのボタン。

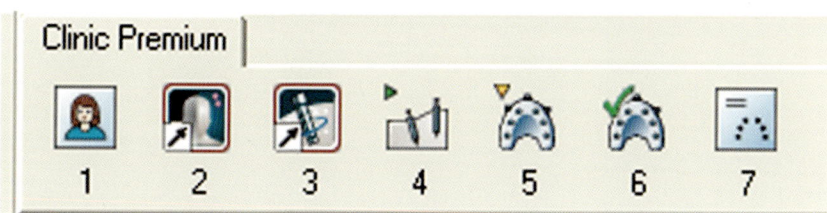
図2-4　Clinic Premiumの7つのステップのボタン。

2章 ソフトウェアの使用法
ステップ1 患者登録

　ボタン1をクリックしてから開始する。プルダウンメニューに2つの項目が表示される。下段の「Register new patient」を選択しクリックして表示される患者登録画面で、上部2段のPatient ID欄、Patient欄両方（図2-5赤矩形）に患者名をローマ字で記入する。上顎下顎の別もわかるようにしておくと良い。この後「Save new scene to data base?／データ・ベースに登録しますか？」「Patient information saved.(Press Print to view and print patient referral.)／患者のデータは登録されました」という2回のメッセージに対して2回OKを押す。ちなみに、一番上に表示されているTreatment IDは、ソフトウェアが自動的に割り振ったこの患者のIDで、ソフトウェア内部ではこのIDにより管理されている（図2-5）。

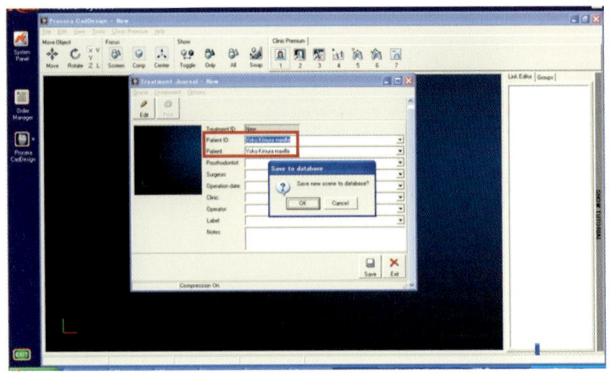

図2-5　ステップ1：患者登録画面。登録後、メッセージがポップアップウィンドウに表示される。

2章　ソフトウェアの使用法
ステップ2
CTデータの変換

　ボタン2をクリックすると、CT Scan Files Converter Programという別ソフトウェアが自動的に立ち上がる（図2-6）。CTデータは一般的にDICOMファイルという形式で保存されているが、このステップでは、DICOMファイルから三次元的なイメージを再構築する。この画面の上に並んだ9つのアイコンの順に処理していく（図2-7-a、b）。

a. DICOMファイルの読み込み
b. 患者の画像の選択
c. ラジオグラフィックガイドのイメージの選択
d. 骨表面の作成
e. ラジオグラフィックガイドの表面の作成
f. 患者マーカーの抽出
g. ラジオグラフィックガイドのマーカーの抽出
h. マーカーの登録
i. 検証と結果の保存

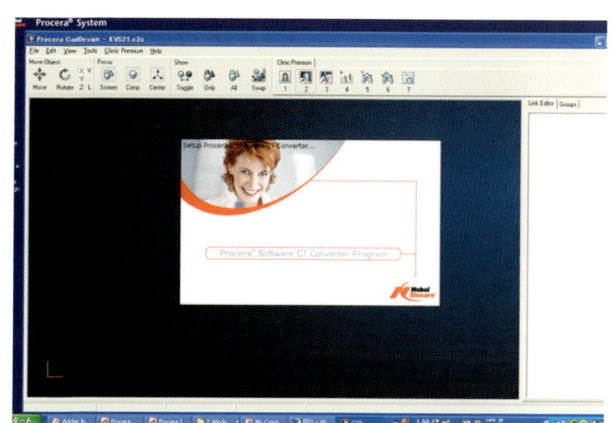

図2-6　ステップ2：CT Scan Files Converter Programの起動。

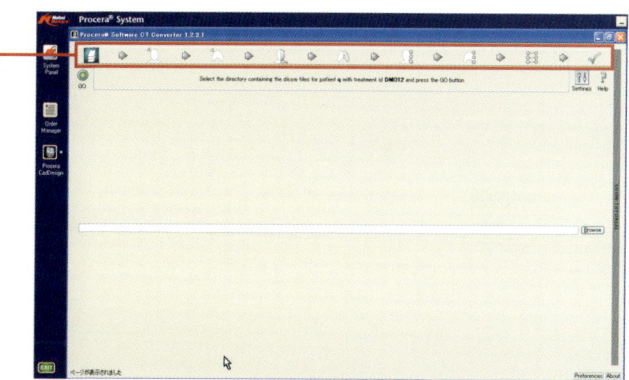

図2-7-a　CT Scan Files Converter Program。

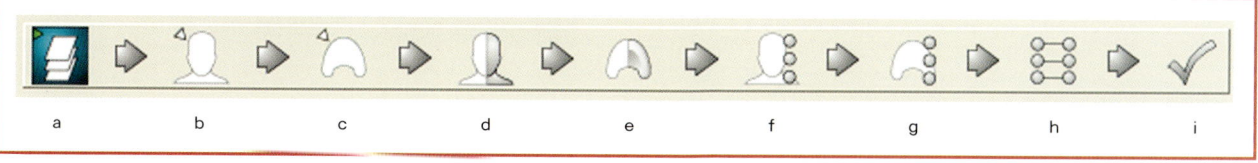

図2-7-b　CTデータの変換のステップを示す9つのアイコン。

2章 ソフトウェアの使用法

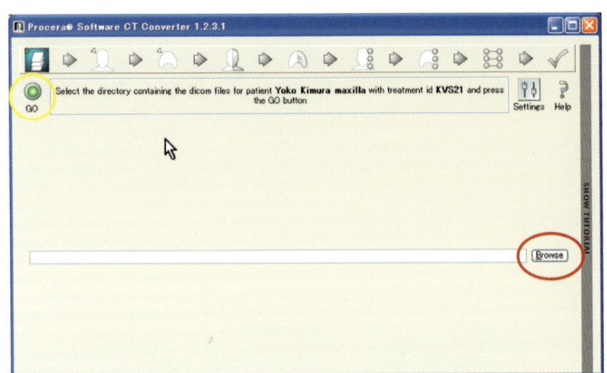

図2-8 DICOMファイルの読み込み、赤円のBrouseボタンを押し、読み込むフォルダを選択し、黄円のGOボタンを押す。

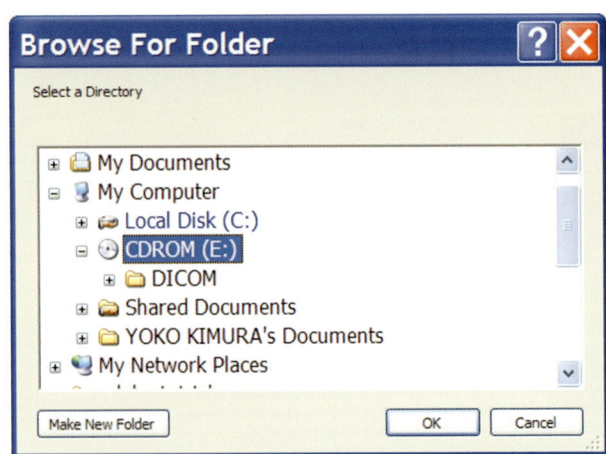

図2-9 DICOMファイルの読み込み、CDの読み込みの例。

a. DICOMファイルの読み込み

CT Converterの画面中央右端にあるBrouseボタン（図2-8赤円）を押し、DICOMデータの入っているフォルダを選択する。CDに保存されたDICOMデータを利用する場合はCDをコンピュータに挿入し、マイコンピュータの下層にあるCDのアイコンを選択する（図2-9）。事前にフォルダにコピーしている場合は、そのフォルダを選択して左上部のGOボタンを押す（図2-8黄円）。

b. 患者の画像の選択（図2-10）

読み込みが終わると新しい画面が開き、右にDICOMデータのセットが表示され（図2-10赤円）、左にその画像が表示される。選択するのは、緑字で表示される2組のセットのうち、ラジオグラフィックガイドを装着した患者のデータセットである。画面の下にあるAxial Slice Numberの選択スライダーを動かし、患者の画像を確認して左上のGOボタンを押す（図2-10黄円）。

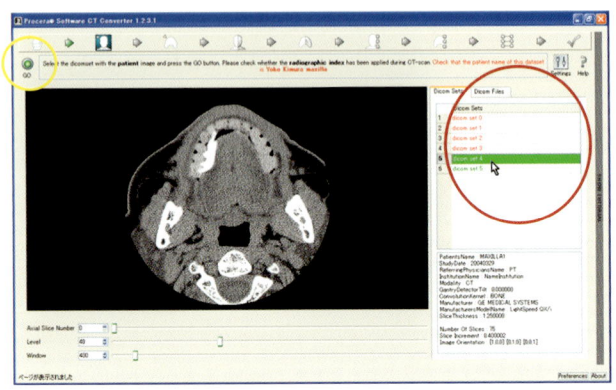

図2-10 患者の画像の選択。

c. ラジオグラフィックガイドのイメージの選択（図2-11）

緑字のもう一方のセットであるラジオグラフィックガイドのデータセットを選択して（図2-11赤円）GOボタン（図2-11黄円）を押す。自動的に次の患者骨表面の画像作成画面へ移行する。

ラジオグラフィックガイドがない場合は、通常のCT

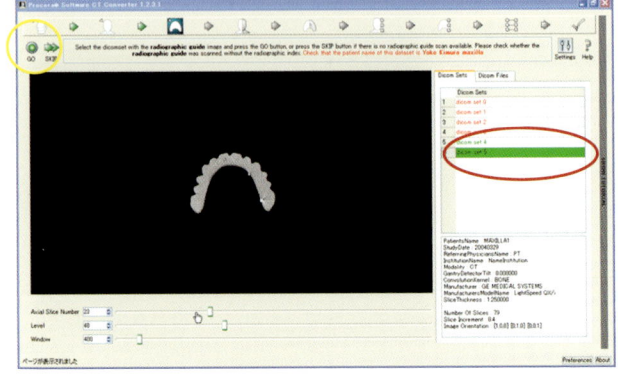

図2-11 補綴物の画像の選択。

図2-12 SKIPボタン。ラジオグラフィックガイドがない場合に使用する。

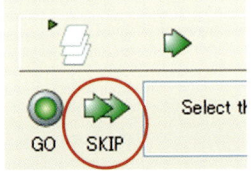

36

ステップ2　CTデータの変換

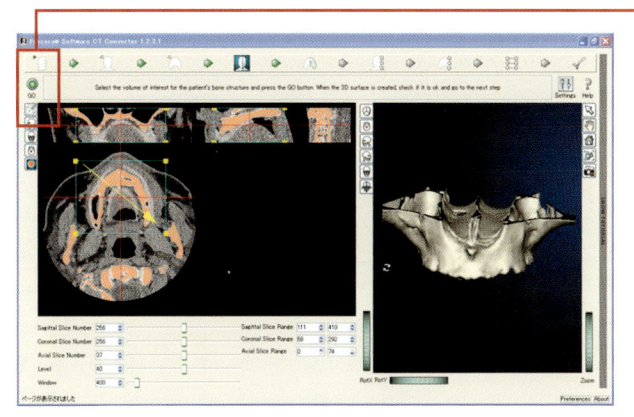

図2-13-a　患者骨表面の画像の作成画面。

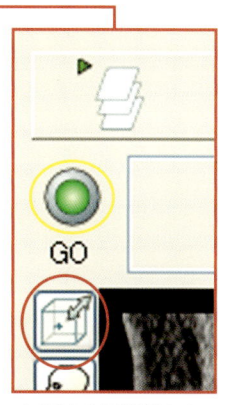

図2-13-b　GOボタンと関心領域選択ボタン。

撮影を行い、このステップで左上GOボタンの隣のSKIPボタン（図2-12赤円）をクリックする。そうすればこのステップを省略し、次の骨表面の作成に移り、その後を省略して骨表面のみを保存することができる。その場合はサージカルテンプレートを発注することはできない。

d. 骨表面の作成

画面上に表示されるX、Y、Z軸上の3つのビューで、三次元画像に構築したい範囲（関心領域）を選択する（図2-13-a）。オレンジ色に表示されているのが患者の骨である。GOボタンの下にある関心領域選択ボタン（図2-13-b赤円）を選択し、マウスで左斜め上から右下にドラッグして（図2-13-a黄矢印）範囲を決定する。範囲の変更は矩形の端にある黄色いボックスをマウスポインタで選択しドラッグするか、関心領域選択ボタンを押してもう一度新しく範囲を設定する。

赤いラインは3つの画像の切断面を表す。マウスポインタをおいたところに移動するので、黄色いボックスをドラッグしようとしてポインタがずれた場合、表示画面が突然変わってしまうことがある。その場合は、左下のアキシアル像の口蓋中央部にポインタをおき、クリックして画像を元に戻し、改めて黄色いボックスをドラッグする。

適切な関心領域が選択できたら、GOボタンを押す（図2-13-b黄円）。画面右に患者の骨表面の三次元画像が表示される。右に表示される三次元画像が不適切である場合（図2-14）は、再度関心領域の選択をやり直す（図2-15）。

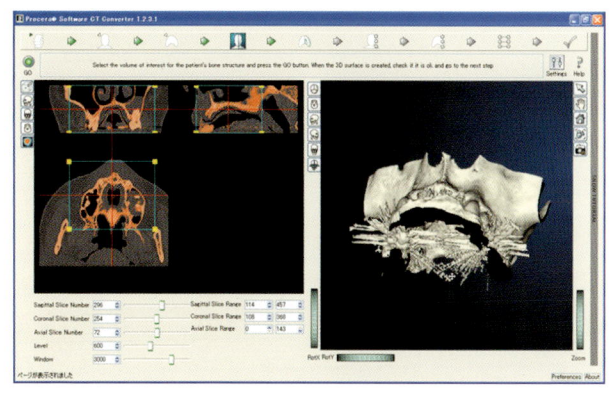

図2-14　不適切な前歯欠損の画像。金属のアーチファクトが欠損部上方にかかり、歯槽頂が見えない。

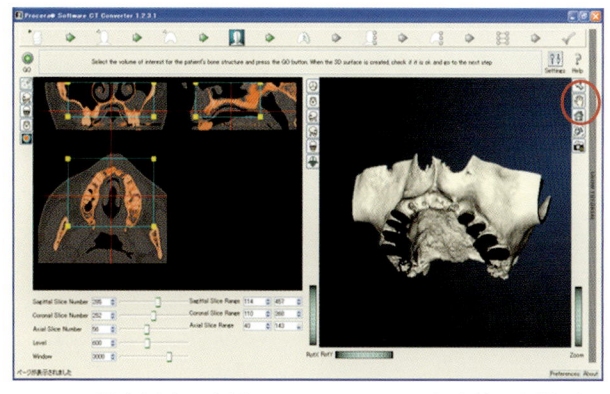

図2-15　関心領域で金属のアーチファクトを除外。歯槽頂がよく見えるようになった。

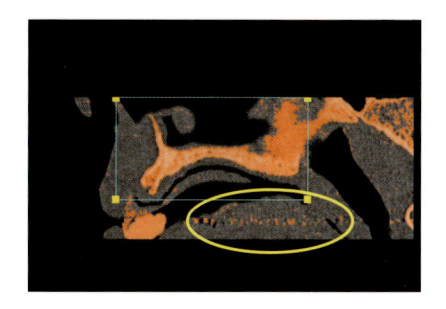

図2-16　黄円の縦波線状の部分がアーチファクトを示す。

37

2章 ソフトウェアの使用法

思いどおりのイメージができるまで、何度でも繰り返すことが可能である。金属冠などによるアーチファクトはオレンジ色で縦波線状(図2-16)に見えているので関心領域から除外する。右の三次元イメージは手のイラストのボタン(表示モードボタン(図2-15赤円)で自由に動かすことができる。

e. ラジオグラフィックガイドの表面の作成

上部バーのラジオグラフィックガイドにおける表面の作成アイコン(図2-17赤円)をクリックして、補綴物の画像の作成ステップへ移行する。関心領域ボタンでラジオグラフィックガイドを囲み、GOボタンを押す。

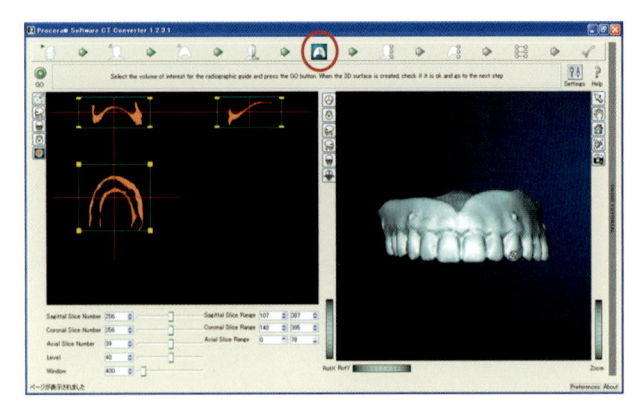

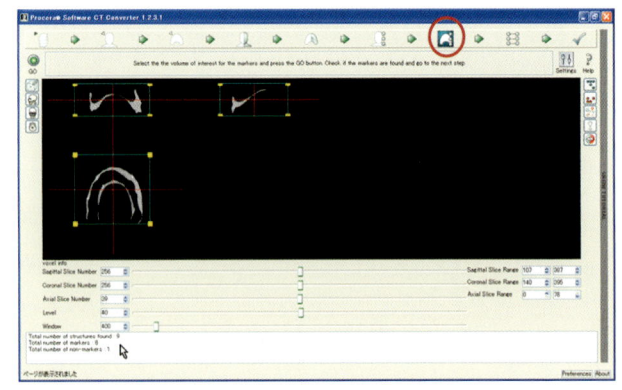

図2-17　ラジオグラフィックガイドの表面の作成。

f. 患者マーカーの抽出

上部バーの患者マーカー抽出アイコン(図2-18赤円)をクリックして、GOボタンを押す。リファレンス・マーカーに使用したガッタパーチャ、その他X線不透過性のものを感知し、その数を抽出する。下段左下にメッセージが出る。上から、マーカーのような透過性の物体の数、マーカーと思われる物体の数、マーカーと思われない物体の数である。

設定したマーカーの数が抽出されない場合は、関心領域を広くとることで解決することがある。マーカーと思われる物体の数が4個以上抽出されたら、次のステップへ移る。

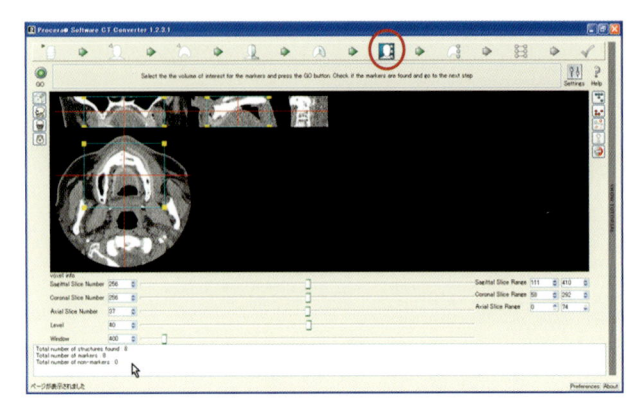

図2-18　患者マーカーの抽出。

g. ラジオグラフィックガイドのマーカーの抽出

上部バーのラジオグラフィックガイドマーカーの抽出アイコン(図2-19赤円)をクリックする。次に、GOボタンを押す。同じように下段にマーカーの数が表示される。

図2-19　ラジオグラフィックガイドのマーカーの抽出。

ステップ2　CTデータの変換

h. マーカーの登録

　患者と補綴物のマーカーの一致を調べるステップである。上部バーのマーカーの登録アイコン（図2-20赤円）をクリックする。左下に黒字でAcceptable solution has been found（図2-20赤矩形）のメッセージが表示されたらGOボタンを押し、次のステップに進む。もし赤くメッセージが表示された場合（図2-21）は、f、gのステップに戻り4個以上のマーカーが抽出されるまで関心領域を変えてGOボタンを押してみる。もしうまくいかない場合は画面右上端のHELPを参照し別の方法を試してみる。

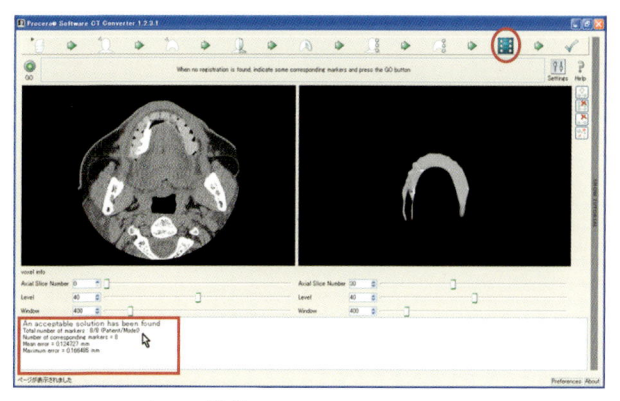

図2-20　マーカーの登録。

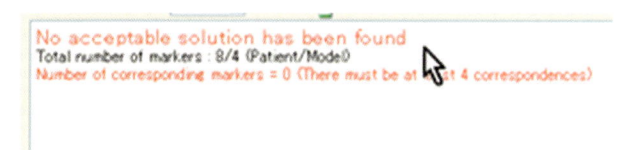

図2-21　赤字のエラーメッセージ。

i. 検証と結果の保存

　上部バーの検証と結果の保存アイコン（図2-22赤円）をクリックする。ラジオグラフィックガイドを装着した患者の骨の三次元的画像が表示される（図2-22）。ラジオグラフィックガイドが正しい位置かを検証し、問題なければ保存する。

　左上の保存（Save、図2-22黄円）ボタンを押すと、ポップアップウィンドウが開き、Local Disc：Cの中の3D PLANNINGというフォルダが保存先として表示される。新規フォルダ作成ボタンをクリックして（図2-23赤円）、患者名のフォルダを作成する（図2-23）。次にその新しいフォルダを選択して開く（Open）ボタンをクリックして開き、中にCTコンバートの結果である患者データ（orpファイル）に名前を付けて保存する。ファイル名は、自動的に表示されている英数字のIDを残したまま、その前にローマ字で患者名と上下の別を付け加える（図2-24）。間違ってこのIDを消してしまったら、右下のキャンセルを押してもう一度GOボタンを押すと再度表示される。

　このIDは、患者のIDと何症例目かを示している。以上でCT Scan Files Converter Programは終了するので、右上のクローズ（×印）ボタン（図2-22青円）を押し次のステップへ進む。

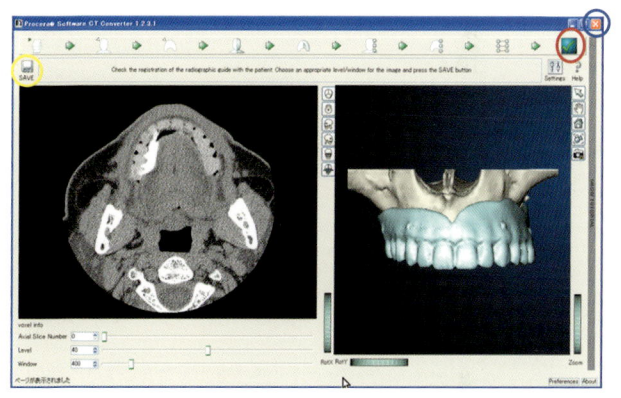

図2-22　検証と結果の保存。

図2-23　保存ボタンを押して開いたポップアップウィンドウ。新規フォルダを作成して患者名を付ける。

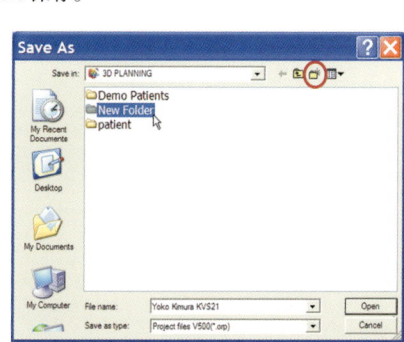

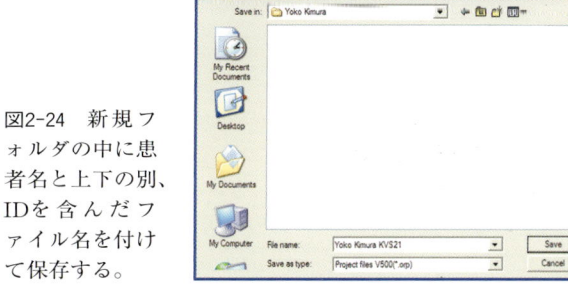

図2-24　新規フォルダの中に患者名と上下の別、IDを含んだファイル名を付けて保存する。

39

2章 ソフトウェアの使用法

ステップ3
バーチャル・プランニング

操作法

　患者の骨と補綴物の三次元、二次元画像をコンピュータ画面上で確認しながらインプラントの治療計画作成を行う。NobelGuideで使用できるインプラント、アバットメントがそれぞれの太さ、長さで表示され、選択可能である。画面構成の各部の詳細な説明については次章を参照されたい。

患者データの読み込み

　Procera CadDesignの画面上のステップ3のボタンを押すと、Procera Software Planning Program-Surgical（プロセラ・ソフトウェア計画作成プログラム-サージカル）というソフトウェアが立ち上がる（図2-25）。ステップ2のCTデータの変換からステップ3に進んだ場合は、自動的にコンバートした画像が表示される（図2-26-a）。それ以外の場合は、ステップ1の患者登録のFind patientから目的の患者の名前を選び、ステップ3に進む。ソフトウェアが立ち上がった後で、Fileメニューの下段の左端のアイコンのボタン（図2-26-b赤円）をクリックすると3D PLANNINGのフォルダが開かれるので、保存した患者名のフォルダから患者データ（orpファイル）を読み込む。エラーメッセージが表示されるような場合は、Brouseボタン（図2-27赤円）をクリックして同じように所定の場所にある患者のデータ（orpファイル）を選択しOpenで開く。

画面の構成

　2つあるウィンドウのうち、左側には三次元画像、右側には平面画像が表示される（図2-26-a）。

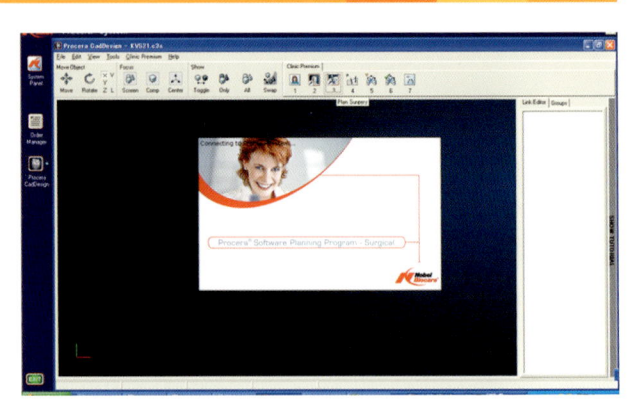

図2-25　プロセラ・ソフトウェア計画作成プログラム-サージカル。

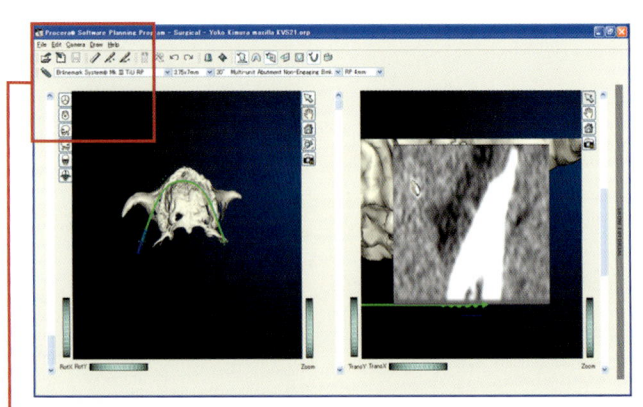

図2-26-a　ステップ3で最初に表示される画面。

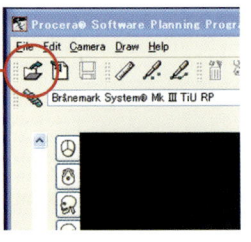

図2-26-b　orpファイルを読み込むボタン。

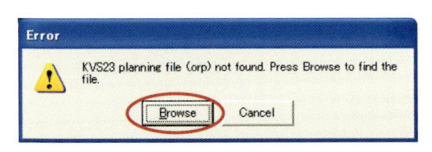

図2-27　エラーメッセージ。

ステップ3　バーチャル・プランニング

ツールバー

　それぞれのツールバーの名称、役割の詳細は次節を参照されたい。手術の計画作成に最低限必要なツールその他について以下に説明する。

矢印モードと表示モード

　各ウィンドウの右側上部にボタンがあり、上から矢印モード、表示モードボタン（図2-28）である。矢印モードは、インタラクションモードとも言い（図2-28-a）、オブジェクト（目的物）を選択して変更したり（図2-28-b）、ダイアルを操作して動かしたりすることができる。ツール操作はすべて矢印モードで行う。選択された物体は、色が変わったり、赤い枠で囲まれる。間違って選択した場合は、背景を一度クリックして解除する。画像を動かすときは、下方にあるダイアルを動かす。

　一方手のモードは表示モードといい（図2-28-c）、画像を動かしたり、回転させたり、拡大したり、縮小したりすることができる。画像を動かす専用のモードである（図2-28-d）。

三次元画像の動かし方

　表示モードでマウスの左ボタンを押しながら回すと、三次元画像を自由に回転できる。画像を拡大縮小させるにはマウスの中央ダイアルを上下に動かす。キーボードのShiftキーを同時に押し、左ドラッグしても良い。平行移動には、マウスの中央ダイアルを押しながら移動させる。キーボードのCtrlコントロールキーを押しながらマウスの左ドラッグでも可能である。

　矢印モードでは、拡大、X、Y軸中心に回転ができる。ウィンドウ下方周囲のダイアルを動かす。

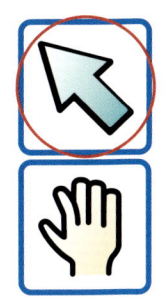

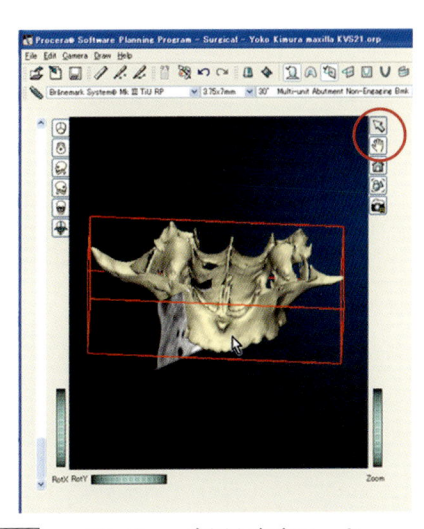

図2-28-a ｜ 図2-28-b

図2-28-a　赤円が矢印モード。

図2-28-b　矢印モードで顎骨が選択された状態。

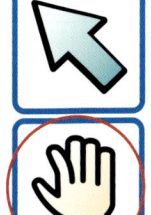

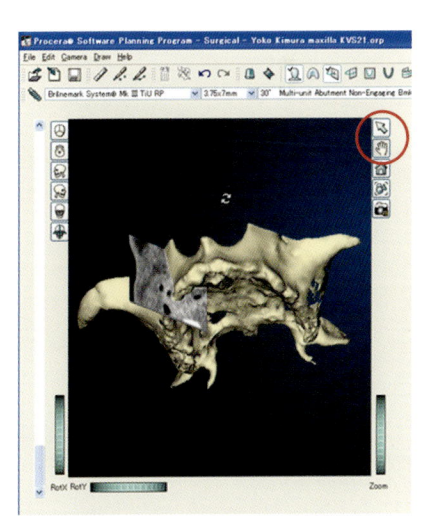

図2-28-c ｜ 図2-28-d

図2-28-c　赤円が表示モード。

図2-28-d　表示モードでは顎骨を自由に動かすことができる。

2章 ソフトウェアの使用法

緑色の曲線（リスライス曲線）の操作

　左側ウィンドウには、患者の骨の三次元画像と緑のリスライス曲線が表示されている。この曲線は、パノラマ像、垂直断像の再構築の基準である。下顎の場合は下歯槽管、上顎の場合は上顎洞底最近心部を通るように合わせると良い。合わせるためには、曲線上の6つの「十字ドラッガー」を矢印モードで左ドラッグして位置を合わせる（図2-29）。

　CTのスライス方向に三次元的なずれがある場合は、このリスライス曲線の平面を変更できる。ウィンドウ上部のメニューバー、EditメニューのEdit Reslice Curveをクリックし（図2-30）、表示される2つの輪を動かして合わせる。前方が左右、右側が前後の高さの調整用で、矢印モードで輪を触って中に黄色い立方体が表示されたら左ドラッグで回転させる（図2-31）。位置が決まったら先ほどのEditメニューのEdit Reslice Curveをクリックし解除する。

垂直断像

　右ウィンドウに表示される垂直断像は、計画作成に一番よく使用する二次元画像である（図2-32）。左側ウィンドウに三次元画像上での位置が表示される。2つのウィンドウの中間にあるスライダーを上下させて、リスライス曲線に沿って端から端まで移動させる。ウィンドウ右側のZoomダイアルで拡大、左側と下側のダイアルでそれぞれX軸、Y軸上での平行移動ができる。左上から2段目の、ボタンが並んでいる列の右から5番目で表示／非表示が選択できる。

図2-29　リスライス曲線は左側の三次元ウィンドウの緑色の十字ドラッガーを矢印モード（赤円）でドラッグする。

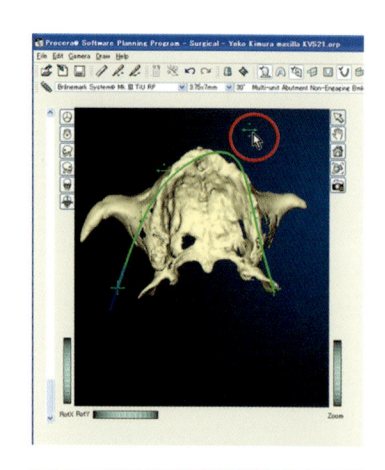

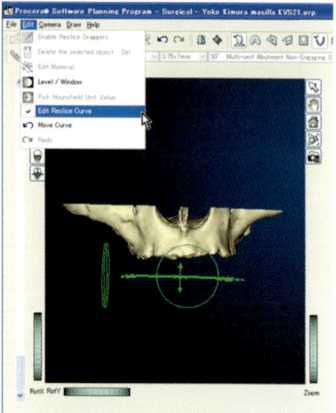

図2-30　リスライス曲線の平面の調整。

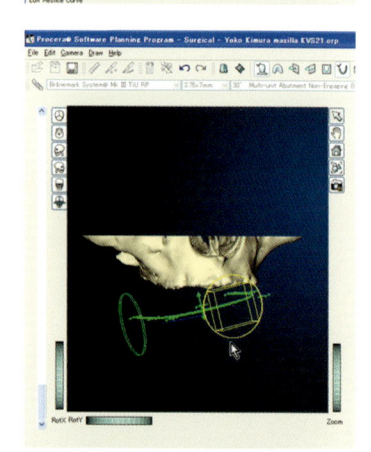

図2-31　輪をクリックして黄色に変えると回転ハンドルになる。

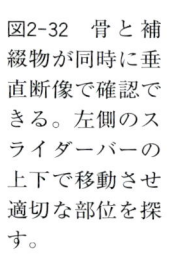

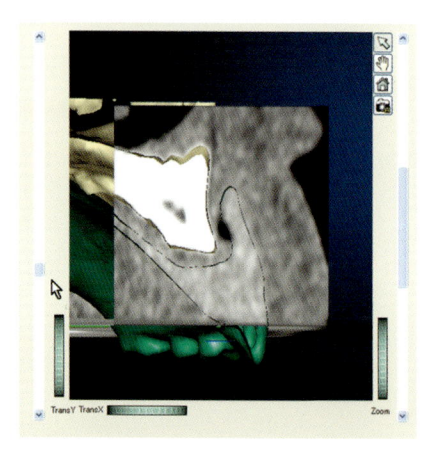

図2-32　骨と補綴物が同時に垂直断像で確認できる。左側のスライダーバーの上下で移動させ適切な部位を探す。

ステップ3　バーチャル・プランニング

適切なインプラントの埋入部位の探し方

左ウィンドウに患者の骨と補綴物が見える状態で、右ウィンドウに垂直断像を表示し、同ウィンドウ左側の縦のスライダーを上下させ、補綴物の歯冠形態を確認しながらインプラント埋入に適切な部位を探す（図2-33）。

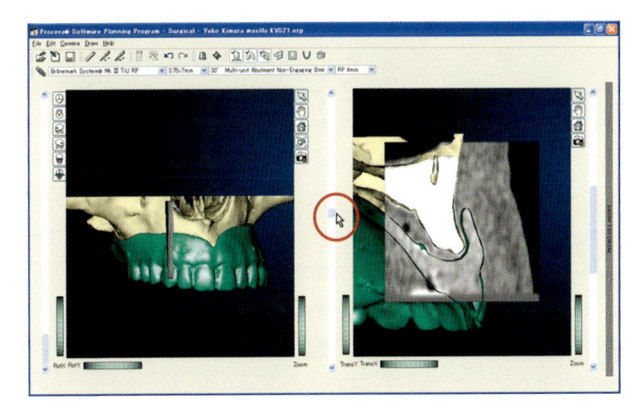

図2-33　垂直断像。左側に右の画像の三次元的位置が表示される。赤円の中央スライダーを上下させ、右の表示位置を変え、インプラント埋入部位を探す。

インプラント関連メニュー

左側ウィンドウの上にインプラント関連メニューがある（図2-34-a、b）。左から「Add Implant／インプラントの追加」ボタン、インプラントの種類のリスト、インプラント太さと長さのリスト、アバットメントの種類、その太さと長さのドロップダウンリストがある。

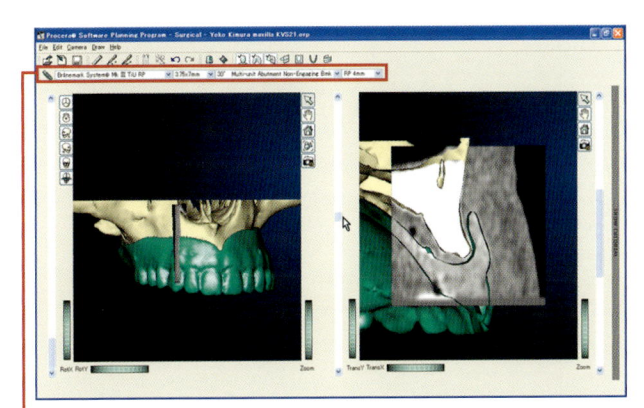

図2-34-a　インプラント関連メニュー（赤矩形）：一番左からインプラントの追加ボタン、インプラントの種類、その太さと長さ、アバットメントの種類、その太さと長さのドロップダウンリスト。

図2-34-b　インプラント関連メニュー。

インプラントタイプとサイズの選択

矢印モードでインプラント種類の選択リストのドロップダウンリストから、インプラントのタイプとサイズを選択する（図2-35）。インプラントの種類は、基本的には、上顎や骨の軟らかい所にはテーパーのあるインプラント（リプレイスセレクト・テーパードや、ブローネマルクシステムMkⅣなど）、下顎や骨の硬い所にはパラレルウォールのインプラント（リプレイスセレクト・ストレート、ブローネマルクシステムMkⅢ）などが推奨されている。太さは、インプラントの外側に最低でも1mmの骨が確保できることを基本とする。

図2-35　インプラントの種類のドロップダウンリスト。

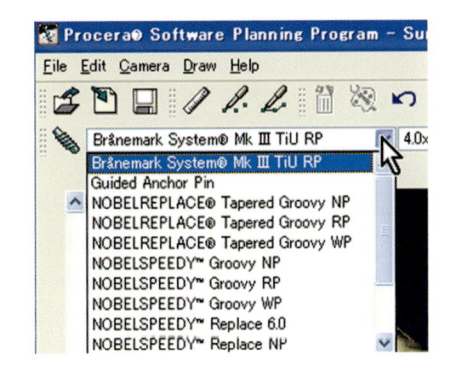

新しいインプラントの追加

　適切なインプラントを選択したら、「Add Implant／インプラントの追加」ボタンをクリックする。右側ウィンドウで見える垂直断の歯槽堤上に1点目（エントリー）をクリックし、次に、骨の中に2点目（ターゲット）をクリックする。1点目から2点目に向かってインプラントが表示される（図2-36、図2-69参照）。

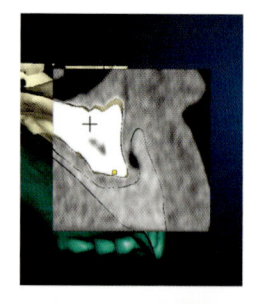

図2-36　十字を歯槽堤上にあわせクリックする。黄色の球が表示されたら、2点目を骨内にあわせクリックする。

アバットメントの表示

　インプラントを選択して、インプラント関連メニューのドロップダウンリストから適切なアバットメントを選択する。インプラント関連メニューの上部にアバットメントの表示ボタンがある（図2-37、図2-65参照）。

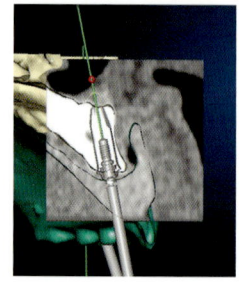

図2-37　骨内のインプラントの上部にマルチユニット・アバットメントが表示されている。

スリーブの表示

　アバットメントのボタンの隣にガイディッド・スリーブの表示ボタンがある。ガイディッド・スリーブ、アンカーピン・スリーブを表示する（図2-38、図2-65参照）。ガイディッド・スリーブはサージカルテンプレートに埋め込まれインプラントの埋入のガイドとなる。

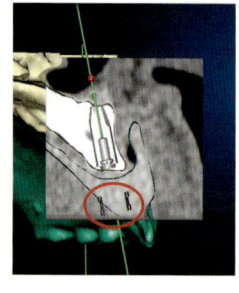

図2-38　スリーブの表示。赤円に断面が表示されている。

インプラントの選択

　インプラントの選択には、インプラントの緑色の軸を矢印モードで選択する（図2-39）。

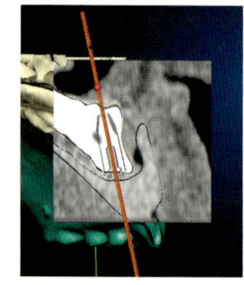

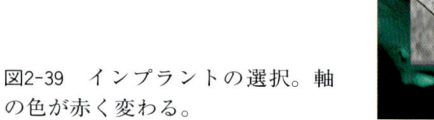

図2-39　インプラントの選択。軸の色が赤く変わる。

インプラントの平行移動

　インプラントを平行移動させるには、ポインタで軸をつかみ黄色に変色したところでドラッグする（図2-40）。

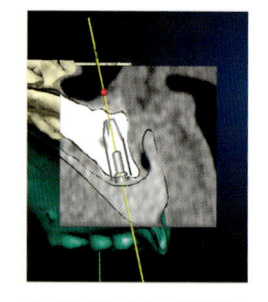

図2-40　インプラントの移動。軸の色が黄色く変わった状態で動かすと平行移動できる。

インプラントの角度の変更

　インプラントを挟んで、上下に2つある赤色のポイントのどちらかを、ポインタで選択して黄色に変色させドラッグする。ヘッド部を中心に回転する（図2-41）。

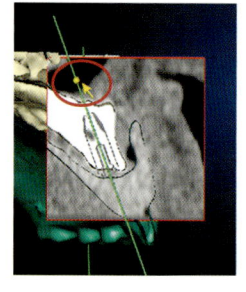

図2-41　インプラントの角度の変更。赤いポイントを選択して黄色に変え動かすと角度が変わる。

インプラントの上下動

インプラントを選択して、キーボード上のCtrl＋上下の矢印を使用すると主軸に沿って上下に移動させることができる。

インプラントの回転

角度付アバットメントを使用するとき、インプラントを回転させて計画を検討することができる。インプラントを選択した状態で、キーボード上のCtrlキーを押しながら、→キーを押して回転させる。

インプラントの削除

インプラントを選択した状態でキーボード上のDeleteキーを、またはアバットメントボタンの左端にあるゴミ箱の削除ボタンを押す（図2-42）。

アンドゥ（Undo）ボタン

インプラントの削除、位置、種類などの変更はゴミ箱ボタンの2つ右隣にあるアンドゥボタンで直前の状態に戻すことができる。また、新しく追加したオブジェクト、長さ、点、線、角度などについても有効である。右側はやり直しのボタン＝リドゥ（Redo）ボタンである。青字で表示されている時に使用できる（図2-42）。

インプラントの種類、太さ、長さの変更

インプラントの種類や長さを変える時にも選択した状態でインプラント関連メニューから変更する（図2-43）。この状態でキーボード右下の上下の矢印を押すことでも長さを変更することができる。

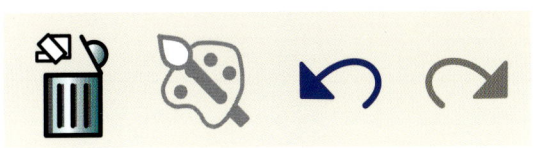

図2-42 左から、インプラントの削除、色調整ボタン、アンドゥボタン、リドゥボタン。

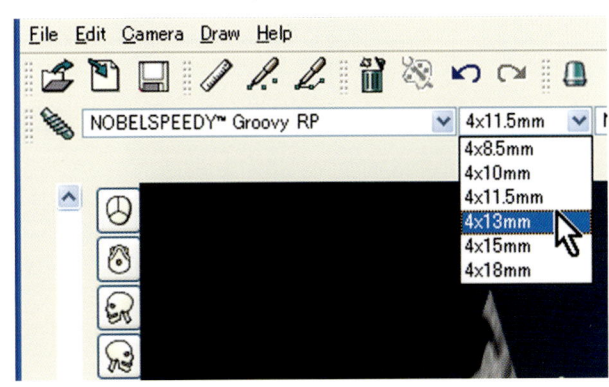

図2-43 インプラント体を選択して、長さを選択し変更する。

2章 ソフトウェアの使用法

アンカーピンの設定

アンカーピンはサージカルテンプレートを顎骨に固定するためのピンである。遊離端欠損症例では片側に最低1本、無歯顎症例では3本必要である。また中間欠損症例ではアンカーピンを設定しないこともある。追加方法はインプラントと同じで「Select the Implant Type／インプラントの選択」ボタンで「Guided Anchor Pin／アンカーピン」を選択し、「Add Implant／インプラントの追加」ボタンをクリックする。右側のウィンドウで矢印モードボタンを押し、インプラントと同じように追加する。

水平に設定し、ピン先は骨の中に固定できる長さに、スリーブの端はラジオグラフィックガイドの中に入れる（図2-44）。粘膜との関係を考え、深い位置や無理な方向を避ける。アンカーピンはインプラントから最低1.5mmは離す。

図2-44 黄円の段差の部分がラジオグラフィックガイドの床に入っていなければならない。

インプラントの周囲の黄色のゾーン

インプラント周囲を半透明の黄色のゾーンが取り巻いている。この厚みは1.5mmで、他のインプラント、アンカーピン、天然歯との三次元的な距離の目安とする（図2-45）。

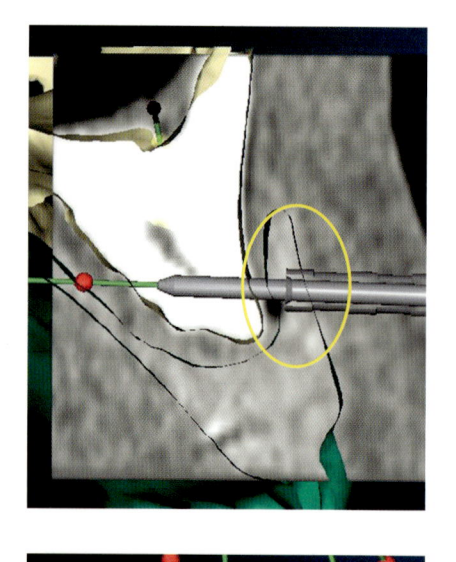

図2-45 インプラント周囲の黄色のゾーンが重なり、インプラント間の距離が近すぎることがわかる。

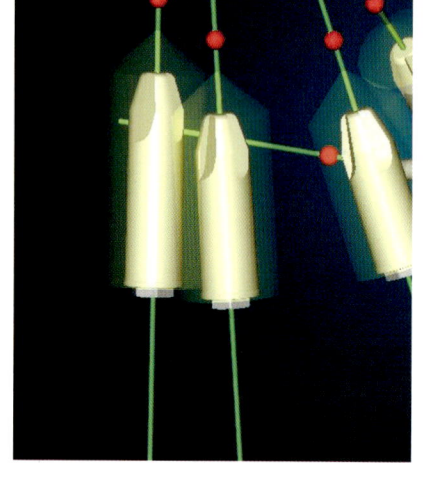

図2-46 左から定規、点、ラインツールボタン。

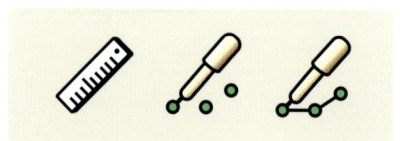

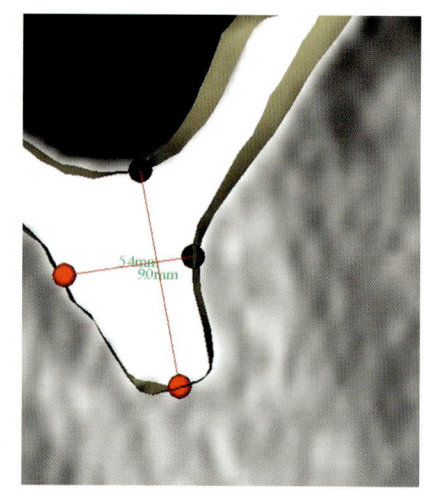

距離を測る

ツールボタンの定規ツール（図2-46）を矢印モードで選択し、測りたい2点を続けてポインタでクリックする（図2-47）。

点を打つ

ツールボタンの点ツールボタン（図2-46）を矢印モードで選択し、オトガイ孔や歯根などに合わせて左クリックしながら点を打っていく。点を打ち終わったらもう一度点ツールボタンを押すことを忘れない。中央スライダーの端にある矢印のスクロールボタンは一押しで0.5mm進

図2-47 定規ツールで骨幅と骨高径を測定。

むので、天然歯根を右ウィンドウの垂直断画面で見ながら0.5mmずつ動かし、外周に点を打っていくと三次元的な歯を点で表現できる(図2-48)。

ラインを描く

ウィンドウ上部のツールボタンのラインツールボタン(図2-46)を矢印モードで選択し、ラインを描きたい部分に端からポインタでクリックしながら、次々と点を打ち、最後にもう一度ラインツールボタンを押すと、初めの点から最後の点までが順序よくつながりラインとなる。

下歯槽管にラインを描く

下歯槽管にラインを描いて見えやすくするには、ラインツールを用いる。右ウィンドウの垂直断像を下歯槽管上で前後に動かし、部位を特定する。右ウィンドウで、矢印モードにして、上部にあるラインツールボタン(図2-46)を押した状態で、第二大臼歯付近から下歯槽管の上部にポインタを合わせ、左クリックをすると点が表示される。中央のスライダーを前方に動かし、同じように神経管の上部に点を打つ。オトガイ孔を経て最前方まで点を打ち、最後にラインツールボタンを押すと点がラインでつながり、神経管を明示できる(図2-49)。

角度を測る

Drawメニューのドロップダウンメニューから Angle(図2-50)を選択し、2本のインプラントを続けて選択する。インプラント間の角度が選択した位置の中央に表示される(図2-51)。数字が読めない場合は、数字を選択すると赤く囲まれて、左ウィンドウ下に角度が表示される。インプラントの位置を変更した場合は、新しい角度が表示される。

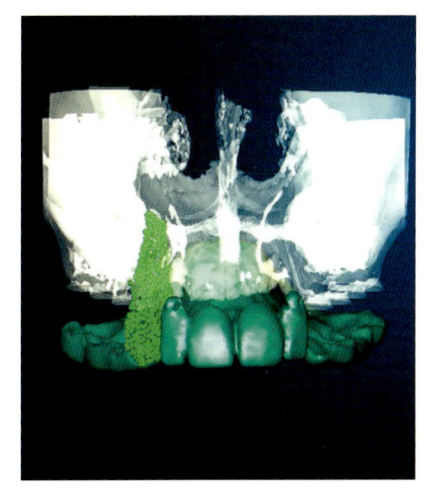

図2-48 点ツールで明示した右上犬歯。

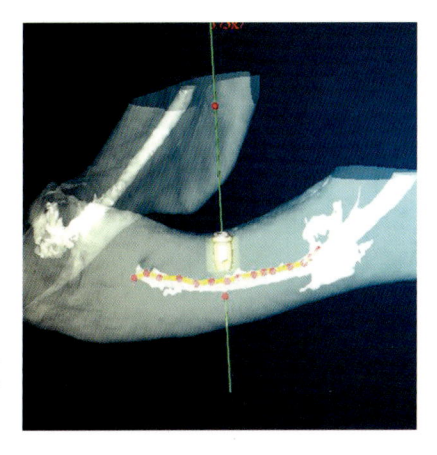

図2-49 ラインツールで明示された下歯槽管。

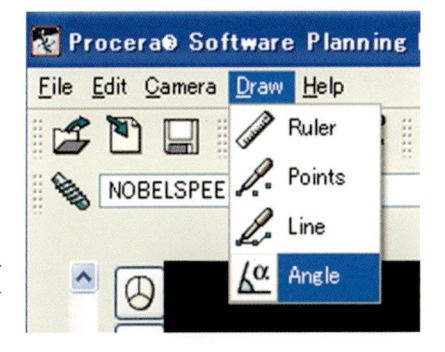

図2-50 DrawメニューのAngleツール。

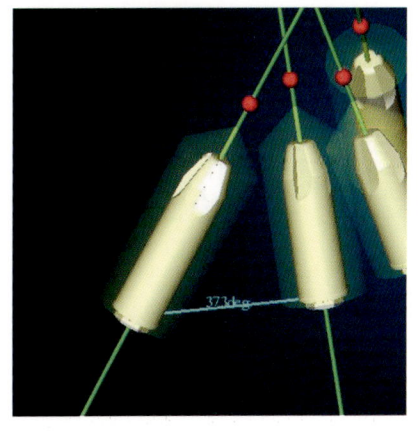

図2-51 Angleツールで測定した角度、中央に青字で表示される。

2章 ソフトウェアの使用法

透明度の変更

透明にしたい骨および補綴物を矢印モードで選択し、上部の色調整ボタン(Open Edit Material)を押す。ポップアップウィンドウが現れるので、一番下のTransparencyのつまみを動かす(図2-52赤円)。ウィンドウの透明度が変化するので、好みの透明度の位置で止め、右上のクローズボタンを押す。下顎では神経管がよくわかる場合がある。また、同ボタンで骨や補綴物の色を変更することができる。

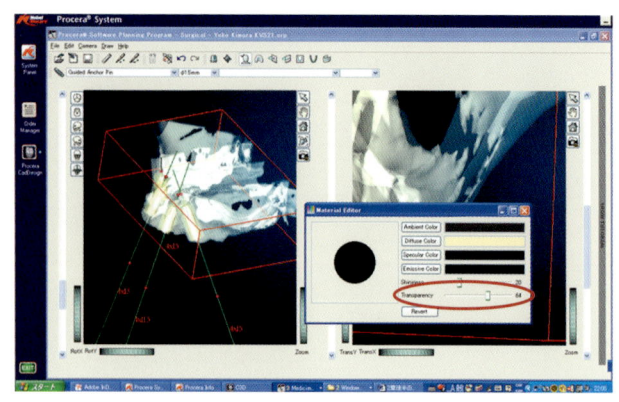

図2-52　骨を選択して色調整を行ったところ。右のポップアップウィンドウの一番下のつまみ(赤円)を調整して透明度を変える。

スナップショットを撮る

左右ウィンドウの右端にカメラのイラストの付いたボタンがある(図2-53)。長押しで2種類のボタンが入れ替わる。カメラにディスクのイラストのボタンは、現在表示されている画面のスナップショットをjpegファイルで保存する機能。押すと保存先ウィンドウが開く。カメラだけのイラストのボタンはスナップショットをクリップボードに転送する。他のアプリケーション(PowerPoint、Outlook他)を開きPaste機能で貼り付けることが可能である。

図2-53　スナップショット・ボタン。青く反転しているのがクリップボード転送ボタン、下がファイル保存ボタン。

ぶつかっている物体の見つけ方

インプラントどうし、アンカーピン、スリーブがお互いにぶつかっていないかを確認するには、左ウィンドウで骨、補綴物などのすべてのビューを非表示にして確認する(図2-54)。いろいろな方向から見る。インプラントの外側に表示される黄色の半透明層は1.5mmの厚みがある。インプラント間は3mmの骨幅が必要なので、この半透明層が重ならないようにする。

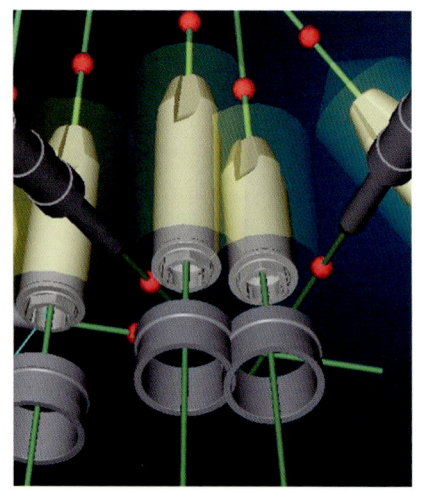

図2-54　骨、補綴物をすべて非表示にしたところ。半透明層が重なり、インプラントどうしの距離が近すぎる。

パノラマ像の表示

一番上のビュー設定ボタンの一番右にあるパノラマ像は、リスライス曲線を中心として、右ウィンドウ右側の縦スライダーを上下させることにより内外に移動する(図2-55)。

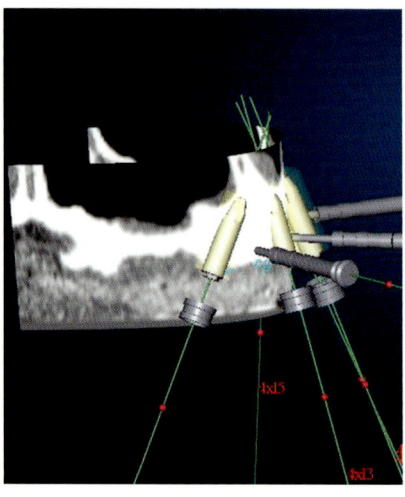

図2-55　パノラマ像とインプラント、アンカーピン。

ステップ3　バーチャル・プランニング

コントラストの変更

EditメニューのLevel/Windowを選ぶと、下部にLevel/Windowのスライダーが表示されるので、つまみをドラッグして変更する（図2-56）。

インプラント埋入計画のチェック

ぶつかったり、近すぎる物体がないかを確認する。インプラントの周囲の黄色の半透明層が骨表面から見えるところは骨の厚みが薄い。患者骨表面とインプラントのみを表示して、骨の外側からインプラントの位置を確認する（図2-57）。修正を左側の三次元ウィンドウ上で行う。ポインタでインプラントの軸や赤い点を選択し右側の二次元ウィンドウと同じように動かすことができる。

次に患者骨表面を非表示にし、補綴物画像のみを表示してその内面を見ながら各インプラントのアバットメントを表示し、埋入深度をチェックする。あまり埋入深度が深い場合は補綴が難しくなることを考慮し修正する。

スリーブ、アンカーピンのチェック

スリーブどうしがぶつかっていないことをチェック。スリーブがラジオグラフィックガイドと離れていないことを確認する。離れている場合は製作不能である。次に骨像を非表示にして、補綴物とガイディッド・スリーブとアンカーピン・スリーブを表示させて、補綴物内面からスリーブが見えないことをチェックする。見える場合は、粘膜内にスリーブがあることになり、口腔内装着ができない（図2-58）。しかしながらAll-on-4の場合、後方のガイディッド・スリーブがどうしても角度のため内面に出ることがある。埋入深度の調整ができないときには、ガイディッド・サージェリーに先立ち障害となる歯肉をカットして対応することもある。

計画の保存

「Save／保存」ボタン（図2-59）をクリックすることに

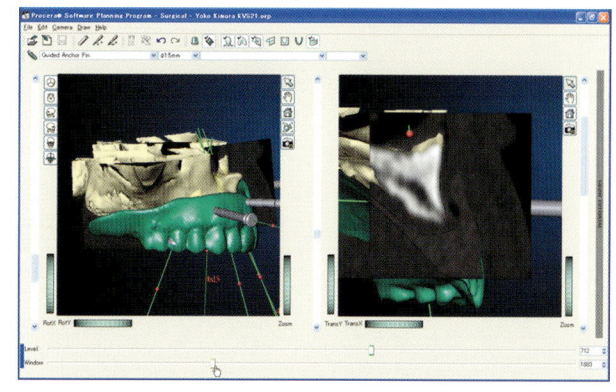

図2-56　コントラストの変更。下部にLevel/Windowの調整スライダーが表示されている。

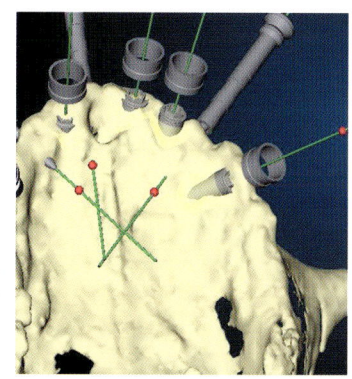

図2-57　骨表面でのチェック：左上口蓋側にインプラントの側面が露出している。

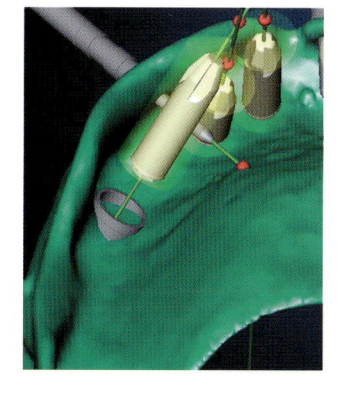

図2-58　補綴物内面におけるチェック：ガイディッド・スリーブが粘膜面に出ているので修正しなければならない。

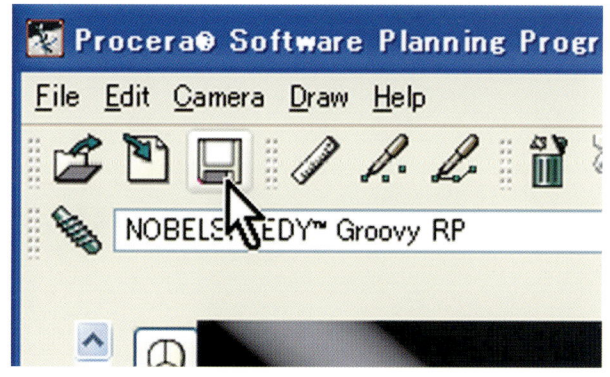

図2-59　ポインタでクリックしているのが、治療計画の保存ボタン。ファイル名を付ける煩わしさがない。

より、計画は三次元骨イメージファイル（orpファイル）のあるフォルダに自動的に「implants.ori」ファイルとして保存される。このボタンを押すたびに新しく保存され、古い計画はimplantsの後ろにbackupと日付が付け加えられる。そのため、最新の計画ファイルは、ファイル名にbackupとないものになる。定規、点、ラインツールなどのデータは別々に保存されるので、それぞれを読み込む必要がある。

計画の承認

以上の操作が終わったら、計画を承認する。「File／ファイル」メニューのサブメニューから「Approve Planning／計画の承認」を選択する。承認ウィンドウ（図2-60）でNobelGuideの技術的制約を確認し、左下の"I accept the above."にチェックマークを入れ、右下の承認（I Agree）をクリックする。Procera Software Planning Program-Surgicalの右上のクローズボタンを押してProcera CadDesignに戻る。これでステップ3　バーチャル・プランニングの終了である。

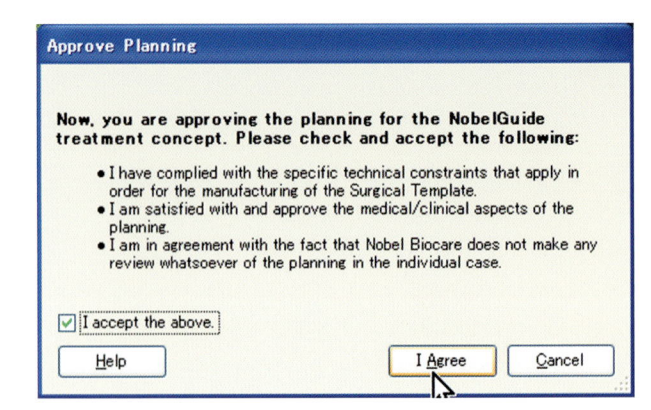

図2-60　計画の承認、左下のチェックボックスにチェックを入れ承認する。

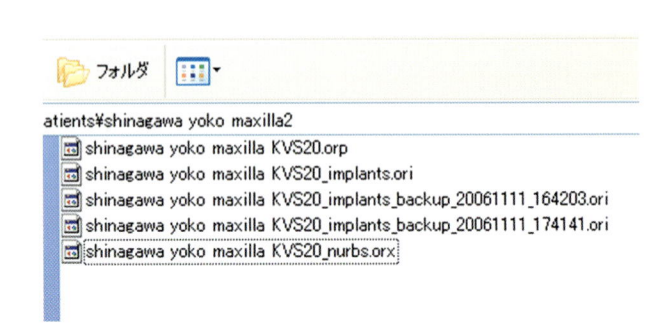

図2-61　デモ患者データで作成したファイル。

ファイルの管理

バーチャル・プランニングで使用するファイルは次のとおりである。通常、自動的に作成された3D PLANNINGフォルダに保存される。それぞれの拡張子でファイルの種類が違う（図2-61）。

.orp：CTデータ変換後の患者データのファイル。
.ori：インプラント、定規、点、ラインツールのファイル。それぞれ別に保存される。
.orx：リスライス曲線のファイル。orpファイルの読み込み時に自動的に読み込まれる。

バーチャル・プランニング画面の構成

Procera Software Planning Program-Surgicalの画面の説明を行う（図2-62〜71）。

中央には2つのウィンドウがある。左側は三次元表示の3Dビューアウィンドウ、右側は二次元表示のスライスビューアウィンドウである。その右、中央、左に縦3本のスライダーバーが付いている。これは左から、アキシアル像、垂直断面像、パノラマ像の表示画面を移動させるためのバーである。

左側の左上部に頭の形のボタンが6個表示されている（図2-78）。これは三次元画像表示ボタンである。このボタンは（1）頭頂より頸部方向、（2）頸部より頭頂部方向、（3）左から右、（4）右から左、（5）正面方向、（6）基準設定画面を瞬時に表示する。

左側画面右上部に5つのボタンが並んでいる（図2-79）。それぞれ、上から矢印モード（インタラクションモード）、表示モード、ホームポジション・ボタン、全表示ボタン、スナップショット・ボタンである。各モードについて説明しよう。

ステップ3　バーチャル・プランニング

バーチャル・プランニング画面の構成

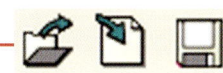

図2-62　左から患者データ読み込み、治療計画ファイル読み込み、治療計画保存ボタン。

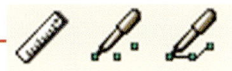

図2-63　左から定規、点、ラインツールボタン。

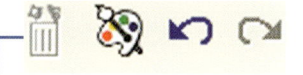

図2-64　左から削除、色編集、アンドゥ、リドゥボタン。

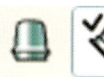

図2-65　アバットメント、ガイディッド・スリーブの表示／非表示ボタン。右が表示されている状態。

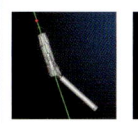

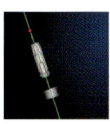

図2-66　図2-65のボタンで表示される像。左から、アバットメント、ガイディッド・スリーブ。

図2-67　視覚化ボタン：ボタンを押すことにより、7つのボタン関連のオブジェクトの表示／非表示を選択できる。

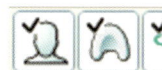

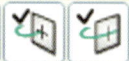

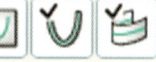

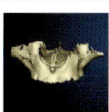

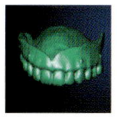

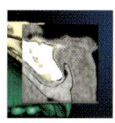

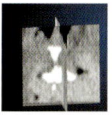

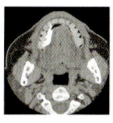

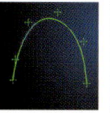

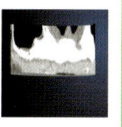

図2-68　図2-67のボタンで表示される像。左から、患者骨表面画像、補綴物画像、垂直断像、接線断像、アキシアル像、リスライス曲線、パノラマ像。

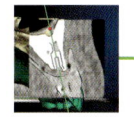

図2-69　インプラントの追加ボタン。

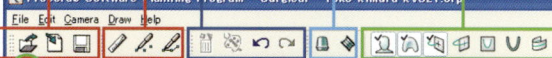

インプラント関連メニュー

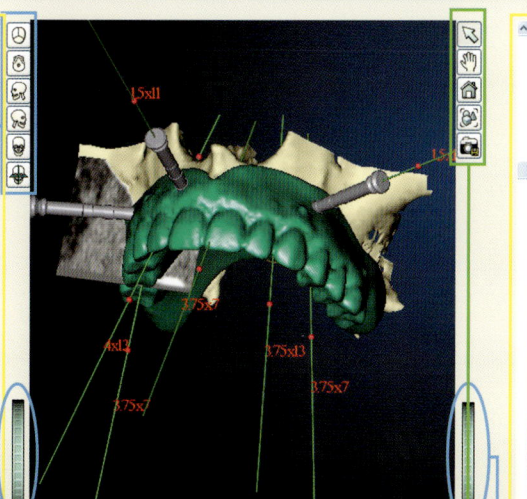

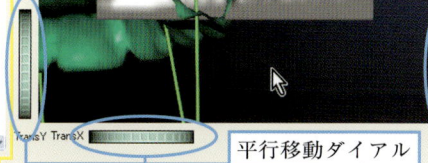

回転ダイアル

ズームダイアル

平行移動ダイアル

三次元イメージウインドウ

二次元イメージウインドウ

左スライダー：アキシアル像を動かすスライダー

中央スライダー：垂直断像と接線断像、Cameraメニューのビューを動かすスライダー

右スライダー：パノラマ像を動かすスライダー

矢印モード（インタラクションモード）＝選択モード（左クリック）

表示モード＝画像を動かすモード

図2-70　三次元画像の表示ボタン。一番下は基準設定。

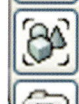

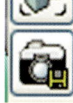

図2-71　上から矢印モード、表示モード、ホームポジションボタン、全表示ボタン、スナップショット・ボタン。

51

矢印モード

2つのウィンドウの右側にそれぞれボタンが並んでいる。一番上の矢印のボタンを押すと、矢印モードになる（図2-72）。このモードでは矢印／ポインタが画面に表示され、インプラントの埋入、選択、移動のほか、Ruler（定規ツール）、Points（点ツール）、Line（ラインツール）、Angle（角度測定ツール）などのツールを使うことができる。また画像の下方にある3つのダイアルを動かすことにより、X、Y軸方向での移動、Zoom（拡大）が可能である。

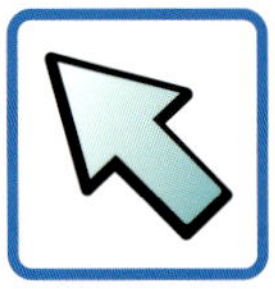

表示モード

矢印のボタンの下に手のひらの形のボタンがある。これが表示モードである（図2-73）。このモードを利用して画像を自由自在に動かすことができる。画面上では矢印が2本を組み合わせたマークが表示され、矢印と区別できる。矢印モードと表示モードは切り替えになっている。

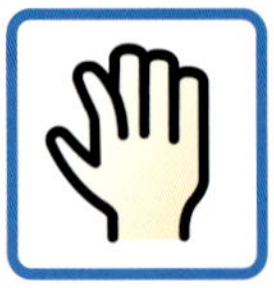

ホームポジション・ボタン

最初のビューの大きさと方向、位置に戻すことができる。動かしすぎて見にくい場合に便利である（図2-74）。

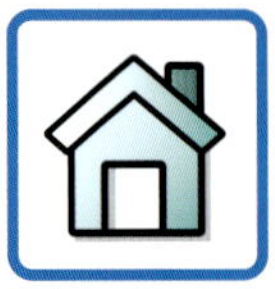

全表示ボタン

このモードによりすべてのインプラント、ライン、患者像などを縮小して表示することができる（図2-75）。

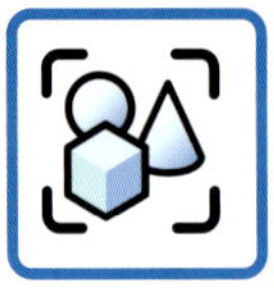

スナップショット・ボタン

このボタンには2種類ある。カメラとディスクのボタンは、左側の画面の現在表示されている画像をjpgファイルで保存する機能（図2-76-a）。押すと保存先ウィンドウが開く。長押しで、もう一つのカメラだけのボタンが表示される（図2-76-b）。このボタンでは画像はクリップボードに転送されるので、他のアプリケーション（PowerPoint、Outlook他）を開き貼り付けることが可能である。右側のウィンドウにも同様のボタンが付いている。また、

図2-72 矢印モード。

図2-73 表示モード。

図2-74 ホームポジションボタン。

図2-75 全表示ボタン。

| 図2-76-a | 図2-76-b |

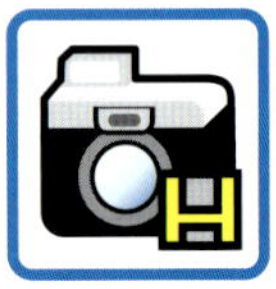

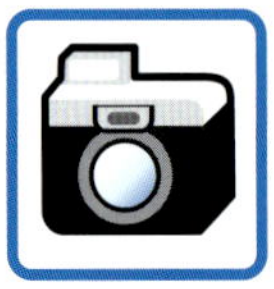

図2-76-a、b スナップショット・ボタン：aがファイルに保存、bがクリップボードへ転送。

画面の下部にはダイアル上のバーが着いており、左画面では左からX軸を中心に回転、Y軸中心に回転、Zoomバーとなっている。右側の画面では、左から、Y軸に平行に移動、X軸に平行に移動、Zoomバーとなっている。

ステップ3　バーチャル・プランニング

メニューバー

一番上のバーに左から文字でFile、Edit、Camera、Draw、Helpのメニューがあり、メニューごとにドロップダウンリストがある。その内容について説明する。

Fileメニュー（図2-77）

Load Patient Data：患者データの読み込み
Load Planning Data：治療計画ファイルの読み込み
Save：治療計画の保存
Save a Copy As…：名前を付けて保存
Approve Planning：計画の承認
Preferences：プロパティ、背景の色変更や自動回転の設定ができる。
Exit：終了

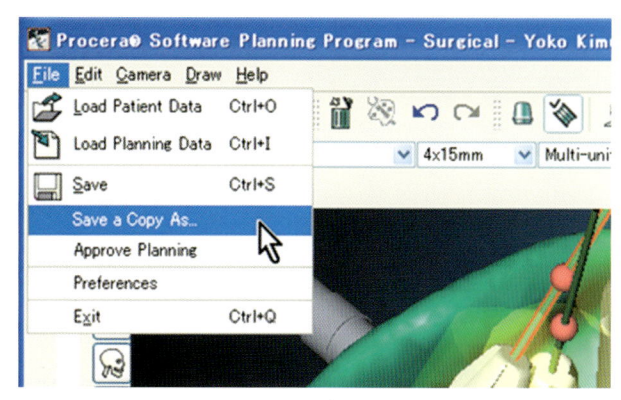

図2-77　Fileメニューのドロップダウンリスト。

Editメニュー（図2-78）

Enable Reslice Draggers：断面を矢印モードで選択し、この項目を選択すると断面の4隅に十字ドラッガーが表示される。これをドラッグすることで断面の大きさを変形することができる。
Delete the selected object Del：選択したオブジェクトを削除する。
Edit Material：患者骨や補綴物を選択しこの項目を選ぶとウィンドウが開く。ここで三次元画像の色を変更したり、透明度（Transparency）を変更することができる。
Level/Window：下部に、レベルとウィンドウのスライダーが開き、断面のコントラストの変更ができる。
Pick Hounsfield Unit Value：この項目を選び断面のある点を選択するとウィンドウが開き、その点の半径2mm周囲のハウンスフィールド値（CT値）が表示される。
Edit Reslice Curve：CT撮影時の位置づけのゆがみを三次元的に修正する。選択して表示される緑の輪をつかみ動かす。
Undo：今行ったオブジェクト（インプラント、ライン、ポイントなど）の動作を取り消す。この位置にポインタを置くと、このボタンを押して行える動作が英語で表示

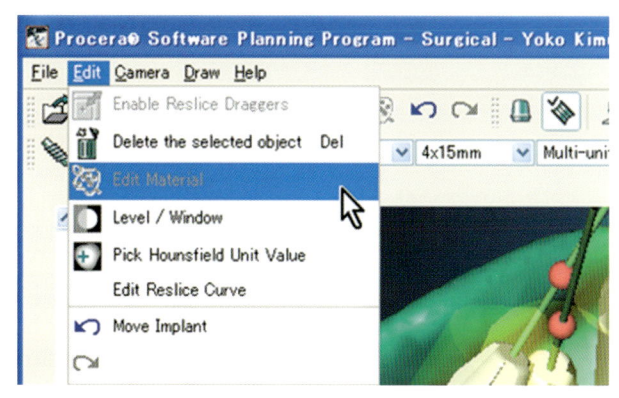

図2-78　Editメニューのドロップダウンリスト。

53

2章 ソフトウェアの使用法

される。

Redo：取り消した動作をもう一度行う。この位置にポインタを置くと、このボタンを押して行える動作が英語で表示される。

Cameraメニュー（図2-79）

右側のウィンドウに表示されるビューを選ぶことができる。デフォルトでは垂直断が見えている。

Attach to Implant：選択したインプラントに垂直な画像を表示することができる。中央のスライダー（通常は垂直断面を見るスライダー）を動かすことによりインプラントを取り囲む骨の状態を観察できる。

Side View ; Top View ; Deviate View ; Invert View：以上のビューを選択することにより、右側で見える画像の方向を変えることができる。

Drawメニュー（図2-80）

Angle以外は画面上部のボタンに表示されているものと同じ働きをする。矢印モードで使用する。

Ruler（定規）：このボタンを押し反転させてから平面上もしくは三次元像の2点を続けて押すことにより2点間の距離を測定することができる。点を結ぶ線上に水色で長さが表示される。数字が読みにくい場合は一部を選択することにより画面左下部分に表示される（図2-81）。

Points（点）：このボタンを選択し、画像のどこかをクリックすることにより点を描画することができる。終わる時に再度ボタンを押す（図2-82）。

Line（ライン）：このボタンを選択し、画像に点を打ち最後にもう一度押すと、各点間にラインが表示される。表示モードを使って画像を動かしながら点を打つことができる（図2-83）。

Angle：この項目を選択して2つのインプラントを続けて選択するとそれらのインプラント間の角度が選択した位置の中央に表示される。数字が読めない場合は、その部分を選択すると左下に角度が表示される。

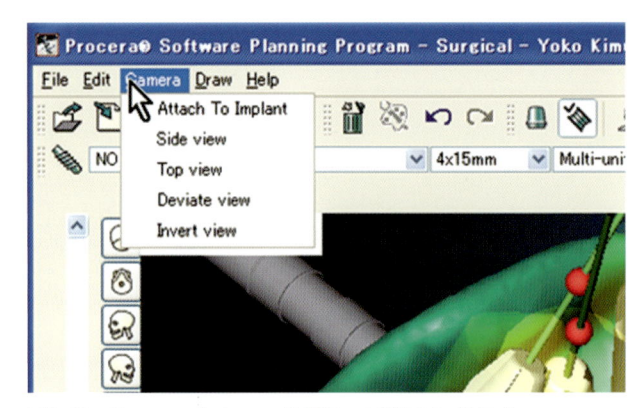

図2-79　Cameraメニューのドロップダウンリスト。

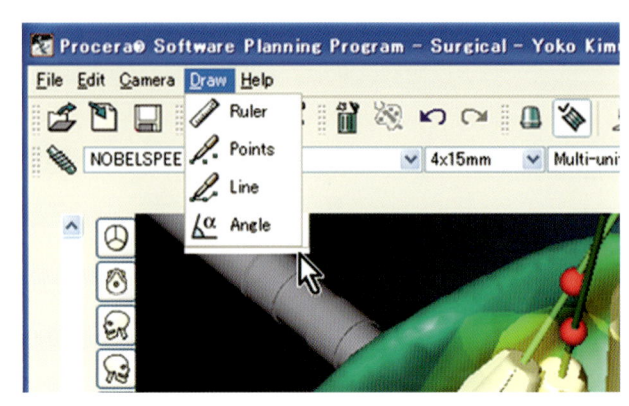

図2-80　Drawメニュー。4つのツールがある。

図2-81　定規ツールボタン。

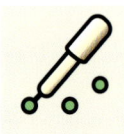

図2-82　点ツールボタン。

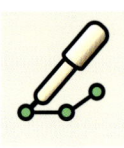

図2-83　ラインツールボタン。

ステップ3　バーチャル・プランニング

Helpメニュー（バーチャル・プランニング）

HelpのContentsタブを選択すると、ポップアップウィンドウに日本語での詳細な説明が開く（図2-84）。単語による検索もしくは索引から探すことができるので、わからないときには一読されると良い。

ボタンアイコン

ファイルメニューの下段にある横並びのボタンは左から（1）ファイル関連のボタン、（2）ツール関連のボタン（3）編集関連ボタン、（4）表示選択ボタン（5）各断面の表示ボタン、以上の5つのブロックに分かれている。それぞれのボタンの機能を表に示す。これらを押すとボタンの後ろが白く反転し、そのビューが表示される。これらのボタンはファイルメニューの中でよく使用するツールを表示したもので、働きは同じである。

（1）ファイル関連のボタン（図2-85、図2-62参照、以下左から順に）
Load Patient Data：患者データ（orpファイル）の読み込み
Load Planning Data：治療計画ファイルの読み込み
Save：治療計画保存

（2）ツール関連のボタン（図2-86、図2-63参照）
Ruler（定規）
Points（点）
Line（線）

（3）編集関連ボタン（図2-87、図2-64参照）
Delete：削除
インプラント体、アンカーピン、ライン、点、計測データなどを削除する
Open Material Editor：色編集
選択した骨、ラジオグラフィックガイドの色、透明度を編集するウィンドウを開く
Undo：アンドゥ

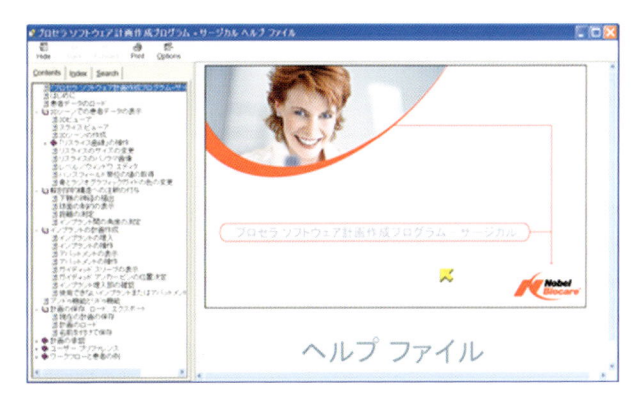

図2-84　Helpポップアップウィンドウ。詳細な説明がある。

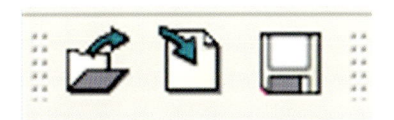

図2-85　左から患者データ読み込み、治療計画ファイル読み込み、治療計画保存ボタン。

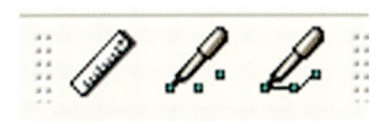

図2-86　左から定規、点、ラインツールボタン。

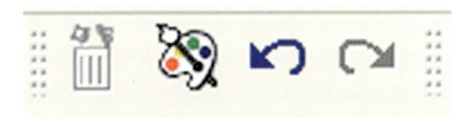

図2-87　左から削除、色編集、アンドゥ、リドゥボタン。

2章 ソフトウェアの使用法

今行った動作を取り消す

Redo：リドゥ

取り消した動作をもう一度行う

（4）**表示選択ボタン**（図2-88、図2-65、66参照）

アバットメントの表示／非表示

ガイディッド・スリーブの表示／非表示

（5）**各断面の表示ボタン**（図2-89、図2-67、68参照）

　各ボタンを押すことにより以下の画像が表示／非表示になる。

・患者骨表面画像
・補綴物画像＝ラジオグラフィックガイド
・垂直断像＝軸位垂直断面再構築画像
・接線断像＝軸接線方向垂直断面再構築画像
・アキシアル像＝水平断像
・リスライス曲線
・パノラマ像

SHOW TUTORIALバー

　右端に縦にグレーのバーがあり、ここをクリックするとチュートリアルが日本語で表示される（図2-90）。日本語で表示されていない場合はインストール時の設定が日本語設定になっていないためで、インストールマニュアルを参照して変更すること。この他にもトピックごとにヘルプがあり、キーワード検索が可能である。

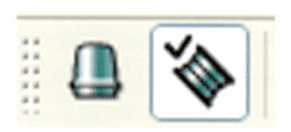

図2-88　アバットメント、ガイディッド・スリーブの表示／非表示ボタン。右が表示されている状態。

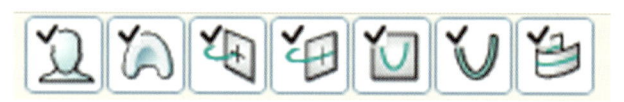

図2-89　各断面の表示ボタン。左上のチェックマークは表示されている状態を示す。

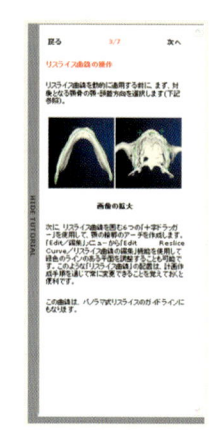

図2-90　画面右端のチュートリアルを開いたところ。

2章　ソフトウェアの使用法
ステップ4　計画のインポート

　ステップ4では、バーチャル・プランニングで作成したデータを読み込みサージカルテンプレートの準備をする。サージカルテンプレートを発注せずバーチャル・プランニングのみを行う場合や、ハイブリッド法を用い、自分で製作する場合はこれ以降のプロセスは必要ない。

　「Import Planning／計画のインポート」をクリックすると、作成した計画の三次元画像が表示される。ラジオグラフィックガイドは透過性があり、中のインプラントの軸が透けて見える（図2-91）。ポインタで動かしながら次のような点を確認する。

—金属のガイディッド・スリーブどうしが接触している（製作不可能）
—ガイディッド・スリーブがサージカルテンプレートから離れている（製作不可能）
—アンカーピンが水平でない、深すぎる、奥すぎる（手術困難）

　このような問題が生じたら、もう一度、ステップ3に戻って治療計画を修正する。問題がなければ次のステップ5のボタンをクリックする。

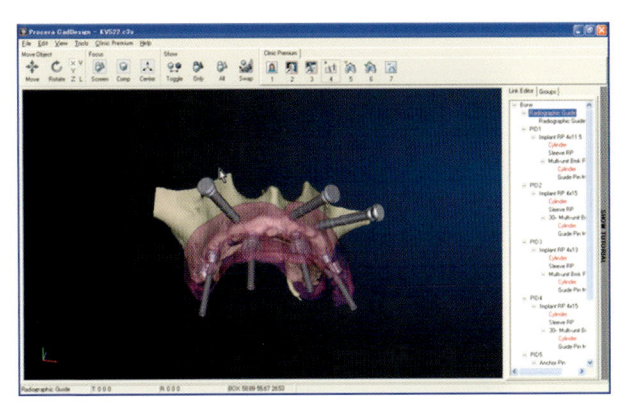

図2-91　ステップ4での画面。

ステップ5
サージカルテンプレートの作成

　ポップアップウィンドウが開き、ウィンドウに3種類のボタンが表示される（図2-92）。ボタンはインプラント1本、2～4本、5本以上となっており、それぞれの発注番号が表示されている。これは製品の種類を選ぶボタンなので、インプラント本数が適合するものを選択する。下方にあるOKボタンを左クリックすると最終的なサージカルテンプレートに変わるので（図2-93）、再度ステップ4で確認した事項を確認する。

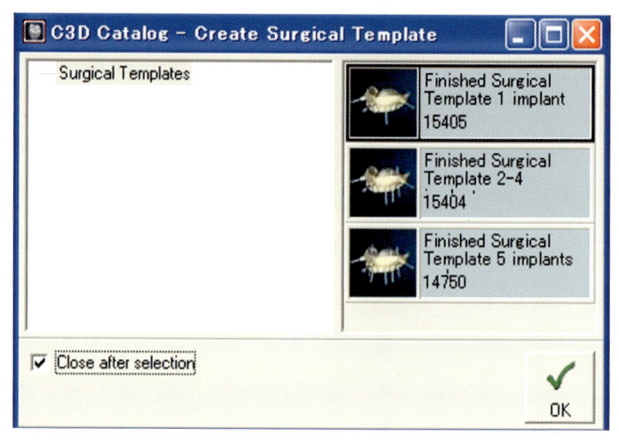

図2-92　ステップ5でのポップアップウィンドウ。

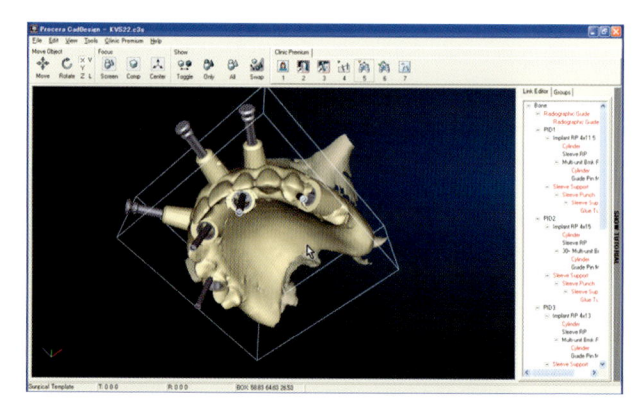

図2-93　最終的なサージカルテンプレートのデザイン表示。

ステップ6 サージカルテンプレートの確認

2章 ソフトウェアの使用法

　ステップ6のボタンをクリックすると自動的にポップアップウィンドウが表示され、中で発注予定のサージカルテンプレートが回転する（図2-94）。問題がなければOKのボタンを押す。この時点で再度、アンカーピン・スリーブがラジオグラフィックガイドから離れていないことを確認する。離れていればステップ3に戻る。

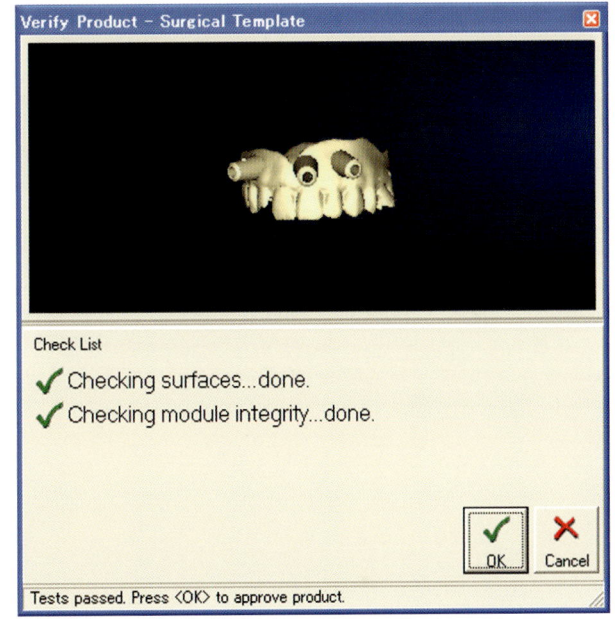

図2-94　ステップ6のポップアップウィンドウ。

2章 ソフトウェアの使用法
ステップ7 製品の選択

　ステップ7では、NobelGuideのサージカルテンプレートとガイディッド・サージェリーに必要な器具の発注リストを作成し、Order ManagerというNobel Biocare本社にインターネットでオーダーを発注するソフトウェアに転送するところまでを行う。

発注リストの作成

　ステップ7のボタンを押すと、"NobelGuide Product Assembler"の画面が現れる。左側が製品リスト、その右側にこれから作成する空白の発注リスト（図2-95赤円）がある。左側のリストを確認して右側のPrepared Orderに移し作成する。左から右へ移すには中央の矢印のボタン（図2-95緑円）を使用する。

≫ボタン：チェックマークの付いたものを一括で注文するボタン

＞ボタン：選択した製品を個別に注文するボタン

≪ボタン：すべての選択した製品を注文リストから削除するボタン

＜ボタン：右側の注文リストの品を削除するボタン

　この患者のガイディッド・サージェリーに際して購入が必要と思われる部品に、あらかじめチェックマークが付いている。左端のチェックマークを変更したり、列中央の個数を変更ボックスの矢印を動かして数を調整し注文を確定する（図2-96）。

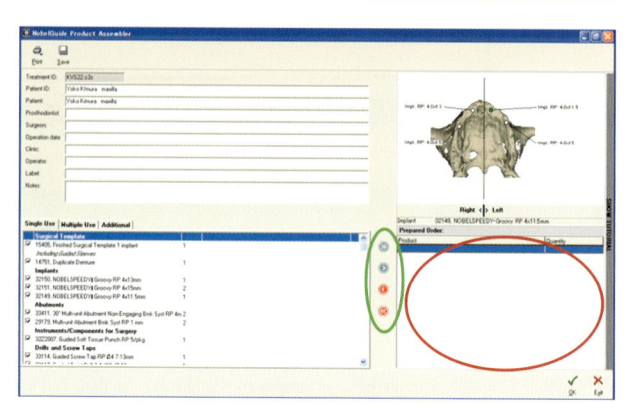

図2-95　ステップ7の画面。右側の発注リスト（赤円）にまだ製品が入っていない状態。

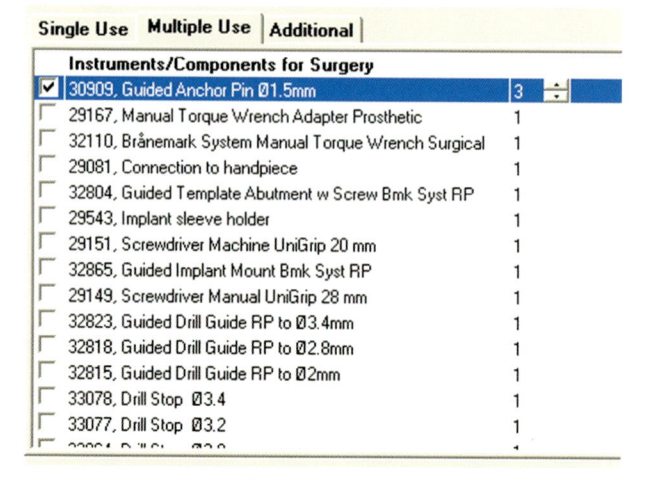

図2-96　図2-95左側の製品リスト。上のタブは3つに分類されている。数の変更は選択して青く表示されたら右側の上下の矢印をクリックして行う。

同社の製品のほとんどがOrder Managerを通じて発注できる。左下のリストはそれぞれディスポーザブル製品、複数回使用する器具、その他の器具の3ページに分かれておりタブが付いている。その他の器具のページからは注文したい部品を検索することが可能である。右側の発注リストに注文したいものがすべてそろったら、画面左上のSave（保存）ボタンを押しリストを保存する（図2-97）。Print（印刷）ボタンを押すと技工用、手術用のリストが印刷できる（図2-98）。発注リストが作成されたら一度印刷して、発注部品に過不足がないかよく確認する。

発注リストのOrder Managerへの転送

事前にOrder ManagerでOpen order（オープンオーダー：スウェーデンに送られる前の発注書）に登録を済ませてから（次節参照）、右下のOKボタンを押す（図2-99赤円）。"Put assembled order in Open order：○○?"（リストのオーダーをOpen order：○○に転送してよいか？）というメッセージが出るのでOKをクリックする。右上のクローズボタンを押してProcera CadDesignを終了し、Order Managerでの作業に移行する。

Order Managerに登録が済んでいない場合に右下のOKボタンをクリックすると「No open order exists. Please open an order with Order Manager／オープンオーダー（名前を書いた発注書）が準備されていない」という警告メッセージが表示されるので、OKをクリックしてOrder Managerを立ち上げ登録する。その後、ステップ7の右下のOKをクリックし、クローズボタンを押してOrder Managerに移行する。

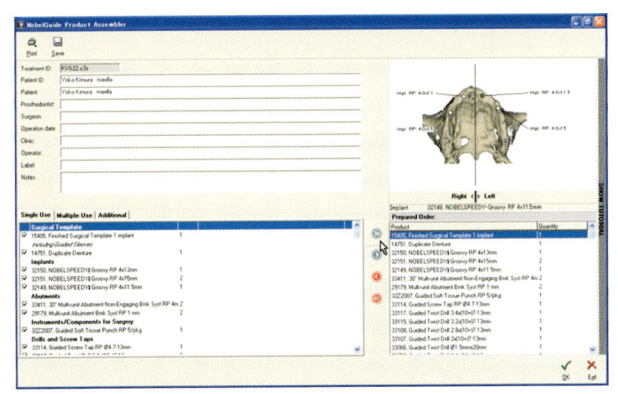

図2-97　≫ボタンで発注リストにオーダーする製品が記載された。

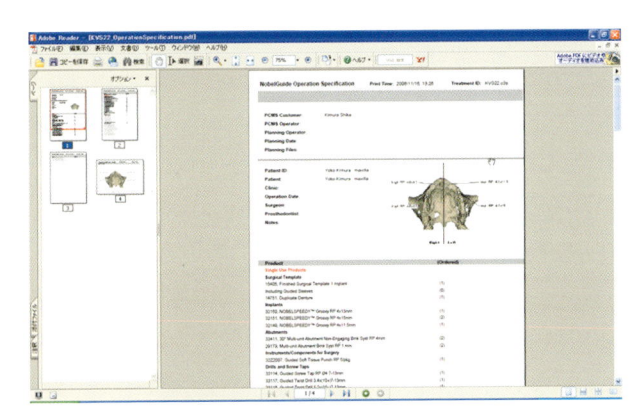

図2-98　左上Printボタンで表示されるPDFの書類。

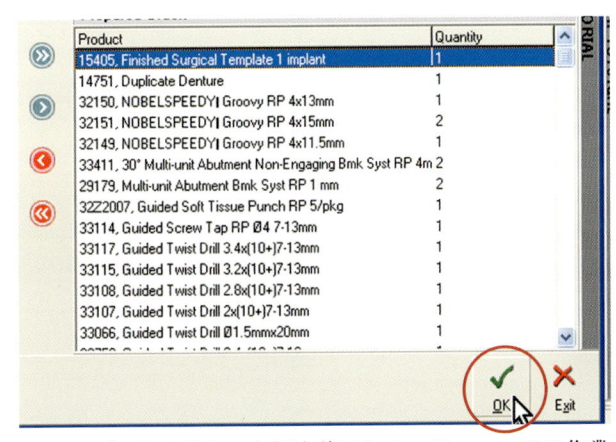

図2-99　右下OKボタンを押す前にOrder Managerでの作業を行う。

2章 ソフトウェアの使用法

Order Manager

　Order Managerはインターネットを通じて発注書を送付するメールソフトのようなものである。起動するには、Procera Systemの左側のProcera CadDesignの上にあるOrder Managerボタンをクリックする（図2-100）。

　画面一番上にはOpen order、Prepared orders、Outbox、Sent orders、Completed ordersと5つのタブがありそれぞれのページに分かれている。

　基本的な発注書の送付は（1）Open orderのページで患者情報を登録してOpen orderの作成と保存、（2）OutboxページでSend／送信ボタンをクリックして送信、で完了する。

Open orderのページ

　Order Managerを立ち上げると自動的にPrepared ordersのページ（図2-101）が開く。タブ直下左のNewアイコンをクリックすると、左端タブのOpen order（New、図2-102）が開く。このReference欄に患者氏名（図2-102緑円）、Notes欄に部位や特記事項を記入（ただし記入があると納期が延期されるので基本的には記入しないこと）、Issued byには自分の名前を記入する（図2-102黒円）。Saveボタン（図2-102赤円）を押し保存してから、いったんステップ7へ戻るために、Order Managerのウィンドウの右上のアンダーバーボタン（図2-102黄円）を押して小さくする。これで発注書のIDが作成された。

　ステップ7に戻り、OKボタンをクリックする（図2-99）。ディスプレー一番下のバーでOrder Managerがオレンジに点滅するので、そこをクリックしてOrder Managerの画面を開く。リファレンスナンバー（治療計画の患者のナンバー）を記入してよいかというメッセージが出るので、OKボタンを押す。Open orderに今回作成した注文する部品が転送され、青字で表示される。Saveボタン

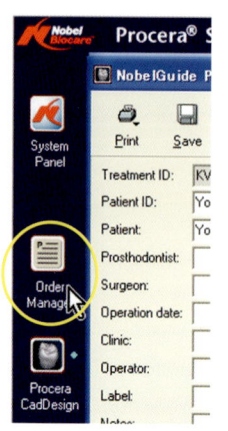

図2-100　上から2つ目がProcera System上のOrder Managerボタン（黄円）。

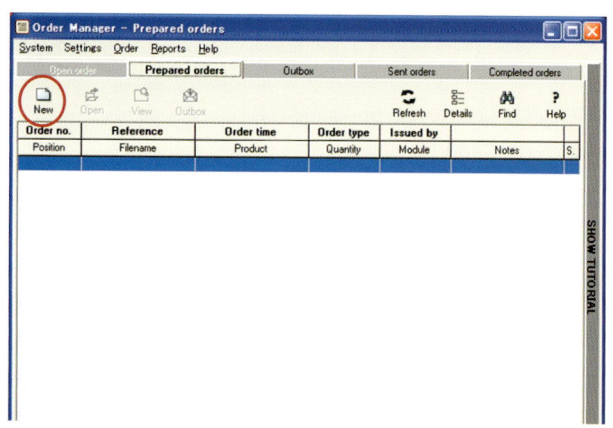

図2-101　Order Managerを開いたところ。左上Newを押す（赤円）。

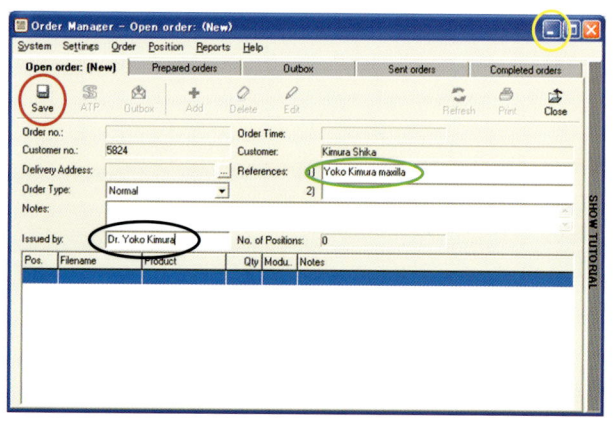

図2-102　登録画面、緑円のReferenceに患者名と黒円のIssued byに担当Dr.名を記入。赤円のSaveボタンで保存後、黄円をクリックしてステップ7に戻る。

を押すと黒字に変わる（図2-103）。注文の修正はAdd、Deleteボタンで可能である。ATPボタンを押すことにより納期の確認ができる。問題がなければ、Outbox（送信トレイ）タブを押す。

Prepared ordersタブ

送信されなかったオーダーリストが、ここに自動的に保存される。それぞれのIDと日付の下にリストが表示される。

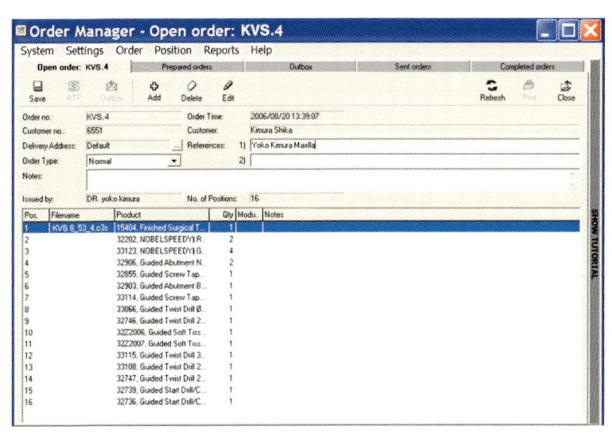

図2-103　図2-102赤円のSaveボタンをクリック後、ステップ7の注文リストがこちらに転送され、黒字に変わったところ。

Outbox（送信トレイ）タブ

Open orderでOutbox（送信トレイ）タブをクリックすると、自動的にこのページが開く。先ほどの注文リストが作成されているので上部にあるSendボタンを押す（図2-104赤円）。ポップアップウィンドウが開き（図2-105）IDを聞いてくるので、NobelGuideのインストール時に登録した自分のIDを入力する。注文がインターネットを通じて送信されたら、変更は受け付けられない。

送信前に発注を止める場合は、Removeボタンをクリックする。リストはPrepared ordersに送られ保存される。その後、発注した製品についてはGet FUPボタンで発送日などの情報を得ることができる。

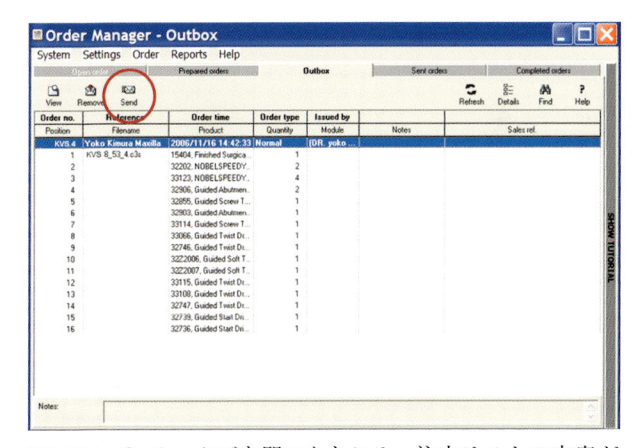

図2-104　Outboxタブを開いたところ。注文リストの内容が記載されている。

Sent orders

送信された注文はSent ordersの発注済注文ボタンのリストに表示される。

図2-105　Sendボタンを押して出てくるポップアップウィンドウ。

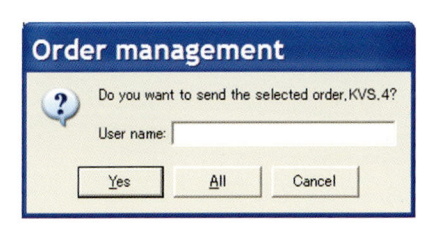

Completed orders

製品が工場から送付された後は、詳細をCompleted ordersに移動させると管理がしやすい。

以上の操作により発注作業が完了し、後は製品が送られてくるのを待つばかりとなる。サージカルテンプレートの納品期間は約2週間である。

3章 その他のベース法

　この章では、モデル・ベース法とハイブリッド法を紹介する。モデル・ベース法は、CTスキャンを使わずにアナログ的手法により、サージカルテンプレートと作業模型を製作する方法である。インプラントの仮想埋入は、パノラマX線を参考に、歯槽骨の形状を三次元的に削り出したマッピング模型上で行う。この模型を使って暫間補綴物と、サージカルテンプレートを製作する。限られた経費で実行可能なため、手軽な方法であるが、歯槽骨の形状を知るために行うマッピングに手間がかかるため、数本のインプラント埋入が限界で、1～3本程度のインプラント治療に限定される。

　一方ハイブリッド法はコンピュータ・ベース法とモデル・ベース法とを組み合わせた方法で、マッピングの代わりに、コンピュータ上でのバーチャル・プランニングの情報を基に、模型にインプラントレプリカを埋め込む。骨の形状は、プロセラ・ソフトウェアのディスプレー上で視覚的に確認することになる。精度の問題から、こちらも小規模のインプラント埋入に適している。

3章 その他のベース法
モデル・ベース法

マッピングガイド

　診断模型を用いエルコプレスのような装置を利用してビニール・シートを圧接する。歯列をU字状に被覆し、他はトリミングする（図3-1-1）。パノラマX線写真を利用して（図3-1-2）インプラントの埋入位置を決め、模型の歯槽頂にマークする。これを中心に唇頬側と口蓋舌側に垂直的に、それぞれ3個ずつの穴をあける。穴の合計はインプラント1本あたり7個となる。また、穴の直径はエキスプローラの入る大きさが良い。穴の位置を模型上にマークしておく（図3-1-3）。

　このようにして製作したマウスピースを、マッピングガイドと呼ぶ（図3-1-4）。穴は歯肉の厚さを測る計測点となる。1インプラントあたり7個の穴を用いるので、3本のインプラントを埋入する場合の計測点の合計は21個となり、計測にかなりのエネルギーを求められることがわかるであろう。しかし、マッピングガイドの製作に特別の技術は必要としないので、手間さえいとわなければ手軽な方法であることは間違いない（参考資料：Nobel Biocare社　ノーベルガイド・コンセプトマニュアル）。

マッピング

　患者に来院してもらい、計測部を浸潤麻酔した後マッピングガイドを装着する。そして、鋭利なエキスプローラをマッピングガイドの穴に突き刺し歯槽面に傷を付ける（図3-1-5）。この段階で必要なのは計測部の特定だけなのでエキスプローラをあまり深く挿し込む必要はない。

　以上の操作が終わったら、マッピングガイドを外す。この後、マークの付いている箇所の歯槽粘膜の厚さを計測するため、出血している点にプローブを挿し込む。円板とプローブの尖端までの距離が歯槽粘膜の厚みとなる。計測値はしっかりと記録する。それぞれの穴の位置を示した表を用意しておくと便利である。マッピングの計測値は歯科技工所へ伝達する。

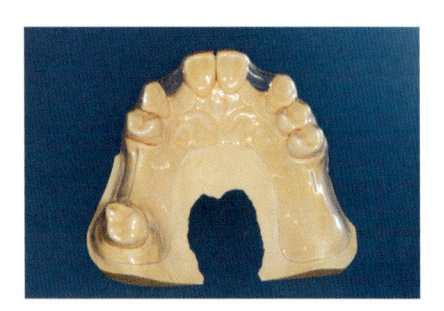

図3-1-1　バキュームフォーマーでマッピングガイドのベースを製作する。

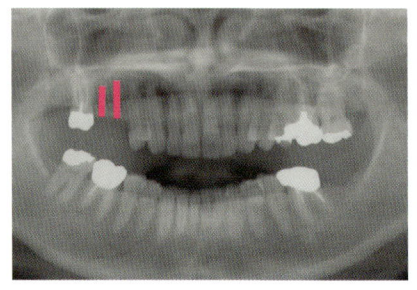

図3-1-2　模型上にインプラント埋入予定位置をマークしたところ。

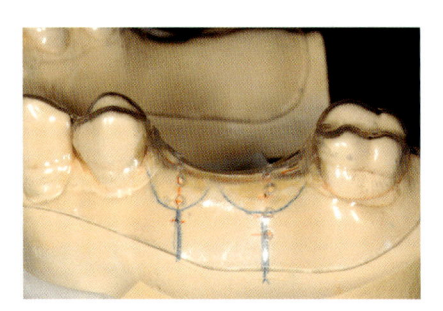

図3-1-3　インプラント埋入予定位置の中央で、頬側3点、舌側3点、歯槽頂1点、計7点の歯肉の厚みを計測する。

マッピング模型

　マッピング模型は上記のデータを基に、マッピングガイドの製作に用いた石膏模型から歯槽粘膜に匹敵する厚みを削り落とし、歯槽骨の状態を削り出したものである。これにより、CTスキャンの映像に匹敵する三次元的な情報を得ることができる。

　この作業に移る前に石膏模型の基底面をモデルトリーマで平坦に仕上げておく。模型には既にインプラントの埋入予定位置がマークされているので、これを中心に近遠心に垂直な線を2本書き込む。線と線の間隔はインプラントの直径により相違するが、インプラントの側面から、それぞれ2mm程度のスペースがとれれば十分である。そのため、直径4mmのインプラントでは、2本の線の間隔は約8mmとなる。

　診断模型上には、マッピングに用いた計測位置がマークされているので、これを中心に近遠心方向に咬合平面と平行な線を記入する。線の合計は、1インプラントあたり7本となる。

　次に、模型のインプラント埋入予定位置の基底面に、ダウエルピン挿入用の孔をあける。孔は、インプラント1本あたり2個必要である。これにダウエルピンを接着し、石膏でベースを作る。この後、近遠心の垂直な線に沿って模型を切断し、模型のインプラント埋入部を取り外せるようにする（図3-1-6）。

　取り外した模型の断面と水平線との交点を基準にして、計測した歯槽粘膜の厚さを記入する。そして、それらを連結してラインを描く（図3-1-7）。このラインは歯槽骨の表面を示しているので、スタンプバーを用いてラインの外側の石膏を除去する。これにより、インプラント埋入部の骨形状が再現される。以上で、マッピング模型が完成する。

インプラントレプリカの挿入

　マッピング模型は、歯槽骨の三次元的な形状を示している。これとパノラマX線の映像を合わせれば、インプラント埋入にもっとも適切な位置をかなり、正確に特定することができる。インプラントの長さは、パノラマX線によって判定し、太さは歯槽骨の頬舌径から決定する。

　インプラントの埋入位置が決まったら石膏模型にインプラントレプリカを挿入するための穴をあける。そして、ガイドピンを連結したインプラントレプリカを挿し込み、傾斜角度を確認しながらスティッキー・ワックスで固定する（図3-1-8、9）。インプラントレプリカのネックの高さは、将来インプラント埋入手術の際にドリリングの深さを決定するベースとなるので、細心の注意を払う必要がある。

　埋入深度は通法に従うが、フラップレスの手術では、歯肉を切開しないことが前提となるので、あまり深い埋入は望ましくない。埋入予定部位の骨に段差がある場合は、可及的に高い位置にヘッド部分を合わせたほうがその後の補綴がスムーズに行く。

歯肉模型の製作

　以上の操作が終了したら、マッピングガイドを利用して歯肉模型を製作する。模型の表面のトリミング箇所に、練和した歯肉色のシリコーン材を流しつけ、その上からマッピングガイドをかぶせて硬化を待つ。硬化後、マッピングガイドを外し、歯肉パンチを用いインプラントレプリカの頭部のシリコーンを除去する（図3-1-10）。周囲に流れ出た過剰なシリコーンはスカルペルで除去する。

　このようにして、完成されたマッピング模型は、コンピュータ・ベース法で製作した作業模型と同等の価値を有している。そのため、これを利用して暫間補綴物とサージカルテンプレートを製作することができる。

3章 その他のベース法

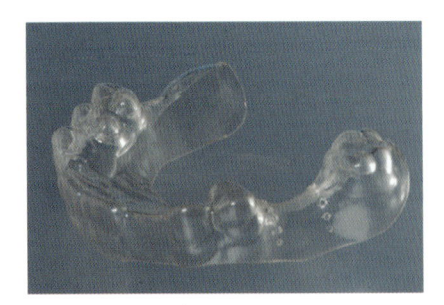

図3-1-4 マッピングガイド。

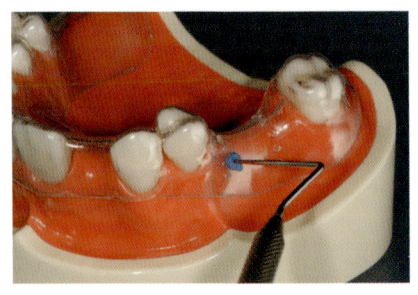

図3-1-5 口腔内でマッピングガイドの穴の位置をマーキングする。粘膜の厚みはガイドを外して計測する。

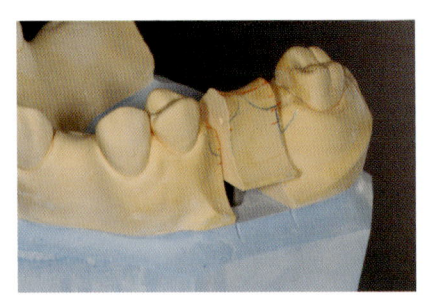

図3-1-6 埋入予定部位で切断した模型。

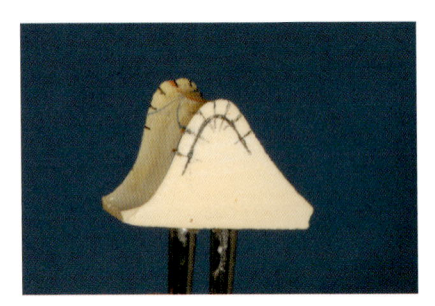

図3-1-7 マッピングのデータで骨の位置にラインを引く。

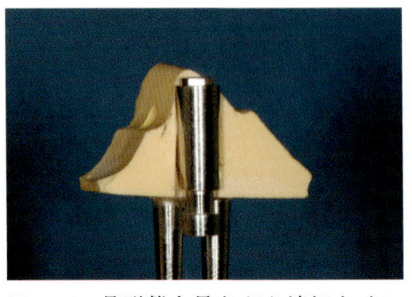

図3-1-8 骨形態を見ながら適切なインプラントレプリカを固定する。

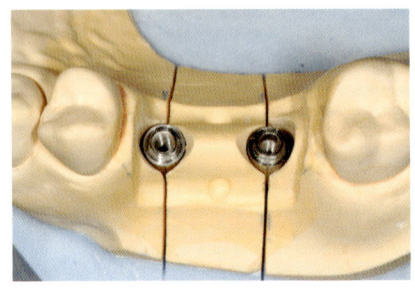

図3-1-9 インプラントのネックの高さに注意する。

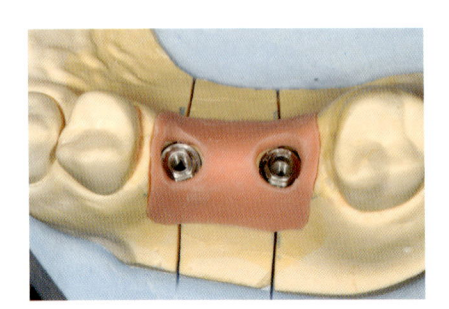

図3-1-10 マッピングガイドを利用してピンクシリコーンを流し、模型を完成する。ガイディッド歯肉パンチでレプリカを露出させる。

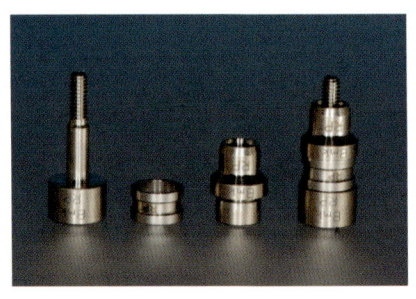

図3-1-11 ガイディッド・シリンダー・ウィズ・ピン。左からピン、スリーブ、シリンダー。右端は組み立てたところ。

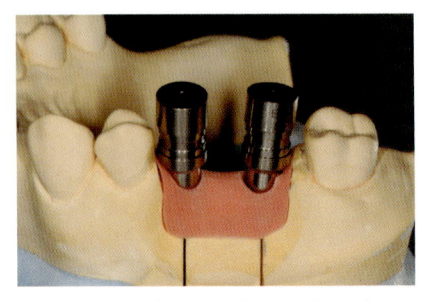

図3-1-12 ガイディッド・シリンダー・ウィズ・ピンをレプリカに連結し、ガイディッド・スリーブをサージカルテンプレートに固定する。

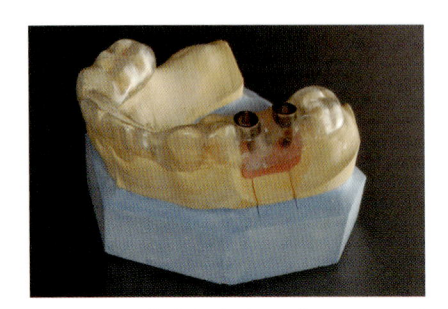

図3-1-13 完成したサージカルテンプレート。

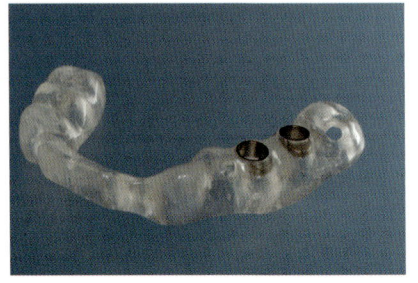

図3-1-14 サージカルテンプレートにはスリーブとインスペクション・ウィンドウがある。

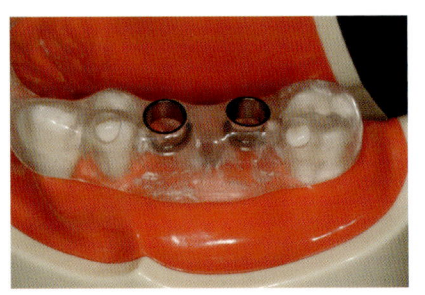

図3-1-15 口腔内装着時は、欠損部の近くのインスペクション・ウィンドウで適合性を確認する。

サージカルテンプレートの製作

　モデル・ベース法では、サージカルテンプレートを歯科医師の下で製作することができる。サージカルテンプレートのインプラント埋入予定部位には、ドリルをガイドするスリーブが埋め込まれている。これを利用して、手術時に歯科医師はドリルとインプラントを挿入する。この作業を円滑に、また高い精度で行うためにスリーブは精密に製作されている。

　マッピング模型のインプラントレプリカの頭部にガイディッド・シリンダー、ガイディッド・スリーブの順に連結し、ガイドピンで固定する(図3-1-11、12)。模型のアンダーカットをリリーフし、石膏の表面に分離材を塗布した後、シート状に成型した即時重合レジンを覆いよく圧接する。ガイディッド・スリーブの部分には気泡が入らないように特に注意する必要がある。サージカルテンプレートの強度は、インプラントの埋入精度を左右するので、十分な強度が得られるようにレジンの厚みを確保する必要がある(図3-1-13)。

　過剰な部分をトリミングしてレジンの硬化を待つ。レジンの硬化後、サージカルテンプレートを模型から外し、鋭利なエッジをトリミングする。部分欠損の場合は咬合面に穴をあけ下の歯質が見えるようにする。この穴をインスペクション・ウィンドウと呼ぶことは前述した。

　以上でモデル・ベース法によるサージカルテンプレート製作が完了する(図3-1-14)。これと並行し暫間ブリッジを製作すれば、インプラント埋入手術の準備はすべて整う。

　サージカルテンプレートを用いることにより、フラップレスでインプラント埋入手術を行うことができ、その直後に暫間補綴物を連結して即時荷重を行うことが可能となる(図3-1-15)。その詳細は、4章「ガイディッド・サージェリー」を参照されたい。モデル・ベース法が、コンピュータ・ベース法と違うのはサージカル・テンプレートの製作法が異なることであるが、以降の術式は両者変わらない。

3章 その他のベース法

ハイブリッド法

バーチャル・プランニングの情報を利用した作業模型の製作

コンピュータ・ベース法とまったく同じようにステップ3のバーチャル・プランニングまで行う。このディスプレー上の治療計画の画像を実際の模型に移行させるため、筆者が考案した一法について説明する。

プロセラ・ソフトウェア上での切断面の表示

バーチャル・プランニングで治療計画ができた段階で、インプラントの長軸を通る断面図を表示する。この断面図と同じ位置で模型を切断するためである。そこにインプラントレプリカを埋め込み、作業模型を製作する。これがハイブリッド法の一番のキーポイントである。偶然CT撮影時の方向がインプラント埋入方向に対して垂直な場合、上部垂直断の表示で容易にインプラント体の中心を通る断面を表示できる。

インプラントの埋入方向とスライス角度が垂直ではなかった場合、思うような画像が得られない（図3-2-1）。その場合、リスライス曲線の平面を変更する。方法は、EditメニューのEdit Reslice Curveを選択し、表示される黄色のリングの中の立方体を、矢印モードのポインタで左ドラッグしてインプラントの長軸に合わせる。中央スライダーで、右ウインドウの垂直断像を動かしながら確認する。切断面が長軸とぴったり一致したら、Editメニューから解除する（図3-2-2）。

インプラントの位置の測定

次に、この断面上で定規ツールを使用してインプラントの位置を測定する。ディスプレー上で軟組織表面のように見えるのは、ラジオグラフィックガイド内面の形態のため、ラジオグラフィックガイドが粘膜面にぴったりと適合していることが重要である。模型切断の位置は、インプラント軸を通る垂直断の平面とする。位置関係をソフトウェア上で三次元的に確認し（図3-2-3、4）、ラジオグラフィックガイドの咬合面形態との関連付けを行い、模型に切断する線を印記する。

作業模型の切断

次に、模型のインプラント埋入予定位置の基底面に、

図3-2-1 垂直断像がインプラントの長軸とあっていないため、インプラントが輪切りの状態で表示される。

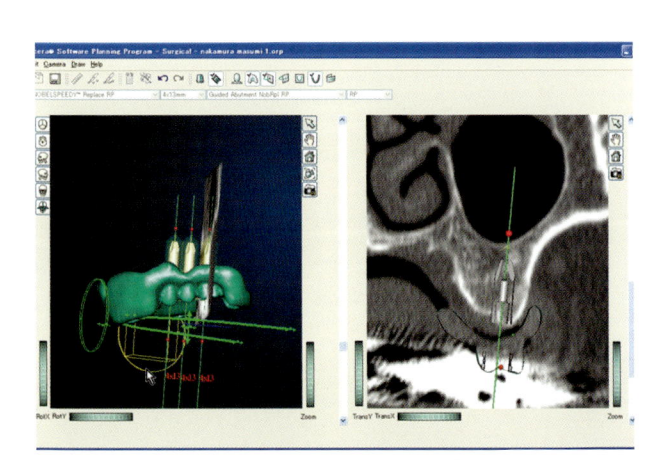

図3-2-2 リスライス平面を三次元的に調整してインプラントの長軸と垂直断を一致させる。

ハイブリッド法

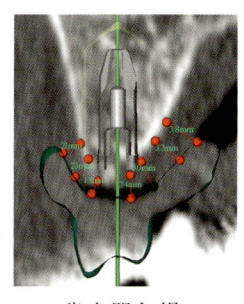

図3-2-3　3歯中間欠損。ラジオグラフィックガイドを用いて粘膜の厚さを測定する。

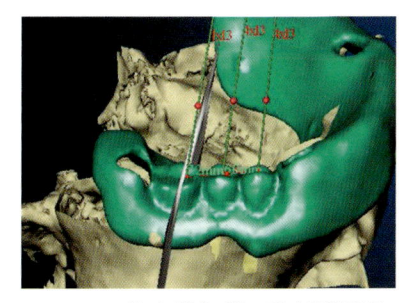

図3-2-4　3歯中間欠損。垂直断平面の位置をソフトウェア上で確認する。

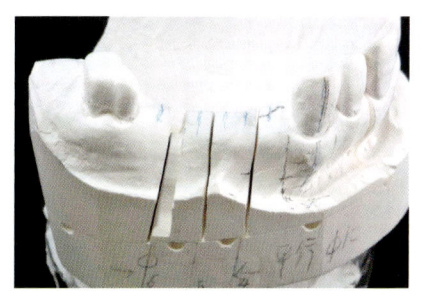

図3-2-5　ダウエルピン模型を製作してインプラント軸で模型を切断する。

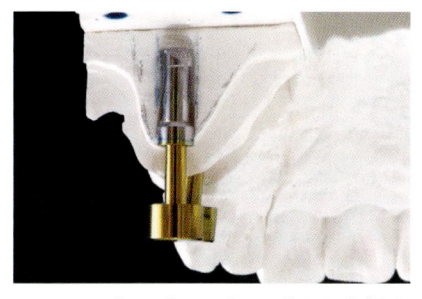

図3-2-6　インプラントレプリカを埋め込んだところ。

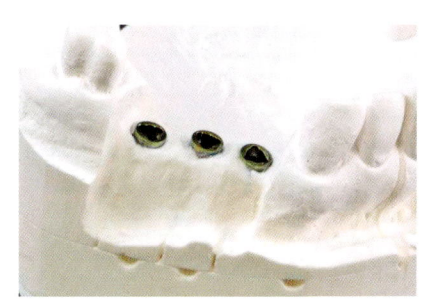

図3-2-7　分割した模型を元に戻す。

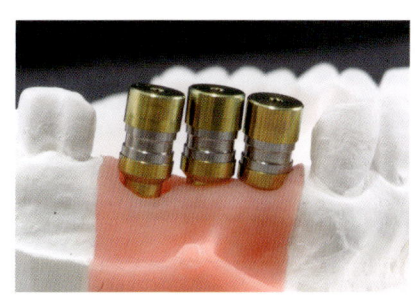

図3-2-8　ガイディッド・シリンダー・ウィズ・ピンでガイディッド・スリーブをインプラントレプリカに固定。

図3-2-9 | 図3-2-10

図3-2-9　ガイディッド・シリンダーをラジオグラフィックガイドに固定する。

図3-2-10　完成したサージカルテンプレート。ガイディッド・スリーブ上にレジンが残っていないように完全に除去し研磨する。

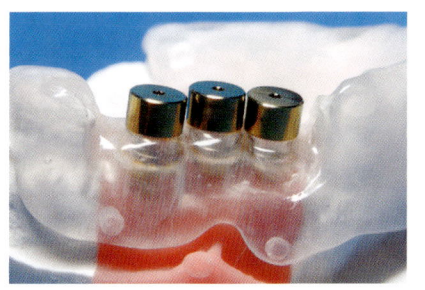

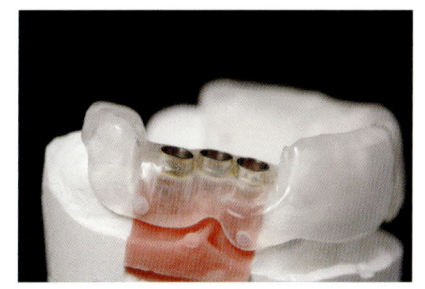

ダウエルピン挿入用の孔をインプラント1本あたり2個開ける。これにダウエルピンを接着し、石膏でベースを作る。この後、ソフトウェア上で確認したインプラント軸を含む垂直断平面で模型を切断し、模型のインプラント埋入部を取り外せるようにする（図3-2-5）。

インプラントレプリカの挿入

ソフトウェア上の垂直断像での情報を基に、分割模型上で粘膜部分を削合し、埋入するサイズのインプラントレプリカを適合させる（図3-2-6）。向かい合う切断面の石膏を削合調整し、切断した模型を元に戻す（図3-2-7）。インプラントレプリカにガイドピンを連結する（図3-2-8）。模型上でもソフトウェア上での計画と同じ位置、方向にインプラントレプリカが埋め込まれたことを確認する。このとき、ガイドピンどうしがぶつかったり、残存歯と干渉したりする場合は計画、もしくは模型製作をやり直すべきである。一度ガイドピンを外して、CT撮影に使用したラジオグラフィックガイドの内面にピンクのシリコーン材を盛り、模型に戻す。固まったら歯肉パンチを使用してインプラント体のヘッドを露出させる。インプラントレプリカに、ガイディッド・シリンダー、ガイディッド・スリーブを乗せ、ガイドピンで固定する（図3-2-8）。ラジオグラフィックガイドの埋入予定位置をくりぬき、即時重合レジンでラジオグラフィックガイド上にガイディッド・スリーブを固定する（図3-2-9、10）。暫間補綴物、サージカルテンプレートの製作法はマッピング法に準じれば良い。

71

3章 その他のベース法

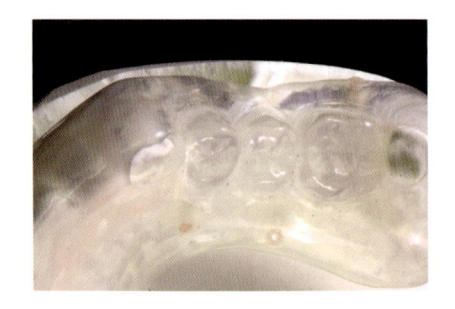

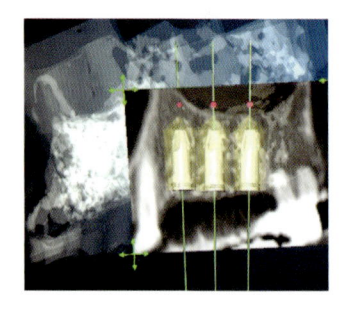

| 図3-2-11 | 図3-2-12 |

図3-2-11 ラジオグラフィックガイドの咬合面観。この情報が埋入計画の基本となる。

図3-2-12 バーチャル・プランニング上の埋入計画。接線断でデンタルX線画像のような像を得た。

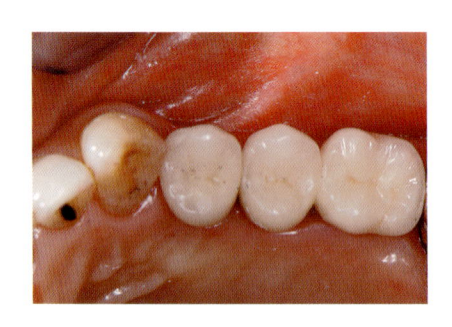

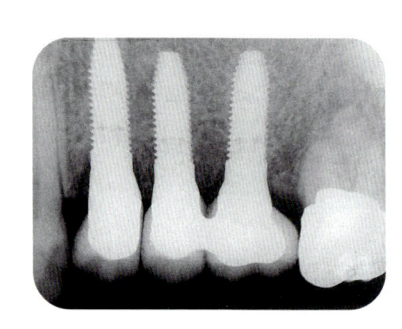

| 図3-2-13 | 図3-2-14 |

図3-2-13 最終補綴の咬合面観。ラジオグラフィックガイドと近似した補綴物が製作されている。

図3-2-14 実際のハイブリッド法の手術の後、最終補綴後6ヵ月後のデンタルX線画像。予定の位置に埋入されていることがわかる。歯槽頂が細かったために深めに埋入しているが、より浅めの埋入が適切だったかもしれない。

ハイブリッド法の適応症と注意点

　筆者らの臨床評価によると、この方法で埋入したインプラントは、工場生産されたサージカルテンプレートを用いて埋入した場合と近似した精度をもつことが確認されている。サージカルテンプレートを外注する必要がないので、診断から手術までの時間を短縮し、またコストを抑えることもできる。

　ハイブリッド法は、小規模ないし中規模の症例に適応する。こうした症例では、残存歯により解剖的障害を確認しやすく、またインプラントの位置や角度も定めやすいので、このような簡便法が通用するのであろう。米国ではハイブリッド法はNobelGuideの影の主役として、広く活用されているようである（図3-2-11〜14）。

　ただし、ハイブリッド法の精度を決定するのは、あくまでバーチャル・プランニングであることを忘れてはならない。これを実行することにより、最適なインプラントの種類が選択され、その安全な埋入位置を確認することができる。そのため、この作業を割愛して手術の精度を向上させることはできない。そういった意味で、CTスキャンの画像を参考にしただけでは、高い精度の埋入手術を期待できないので注意する必要がある。

4章

ガイディッド・サージェリー

　サージカルテンプレートおよびサージカル・インデックスを用い、バーチャル・プランニングによってあらかじめ想定した位置にインプラントを埋入する方法をガイディッド・サージェリーと呼ぶ。インプラントの埋入位置は精密に決められているので、フラップレスで短時間に埋入手術を完了することができる。軟組織の剥離が省略されるため、チェアタイムは劇的に短縮される。埋入手術完了後、サージカルテンプレートを撤去すると、わずかに歯槽粘膜が傷つくだけでほとんど出血は見られない。外科的侵襲が少ないため、埋入手術に伴う疼痛と出血と腫脹は最小限にとどめられ、苦痛を大幅に軽減できる。

　また、あらかじめ暫間補綴物が用意されているため、埋入手術に引き続き、容易に即時荷重を実践できる。インプラントと暫間補綴物の適合は良好で、臨床上問題を生じることはほとんどない。従来の術式で即時荷重を実行するのは至難の技であった。埋入手術後に剥離したフラップの縫合を行い、止血を待たずに印象を採得して石膏を注入し、硬化を待って撤去し、作業模型を完成する。これを咬合器にマウントし、上部構造を製作する。即時荷重を実施するためには、手術当日内にこれらすべての作業を完了しなければならない。その実践に膨大なエネルギーが要求されることは、説明を要さないであろう。しかも、血液による印象への影響や、限られた時間内に暫間補綴物を完成する関係で精度的な問題も生じやすい。

　ガイディッド・サージェリーでフラップレスにてインプラントを埋入した場合、その所要時間はインプラント1本あたり4〜5分程度となる。しかも、軟組織を損傷していないので術後の疼痛はほとんどない。あとは暫間補綴物を連結するのみなので、全作業を60分以内で完了することが可能である。手術当日から通常の食事を摂ることができるというのも大きな利点である。こうした理由のため、高齢者や病弱な患者にもインプラント治療を実践することが可能となった。

4章 ガイディッド・サージェリー
器材の消毒

　ガイディッド・アバットメントに使用する器材には、ディスポーザブルタイプの1回のみ使用できるもの、多くのインスツルメントのように複数回使用するものがある。ディスポーザブルタイプは、すべてのドリルとスクリュータップなどであるが、手術時にパッケージから出して使用し、手術終了後に廃棄する。その他の器具については、以下のような滅菌消毒を行う。

複数回使用する器具の消毒

　ガイディッド・サージェリー専用器具：インスツルメントをキットのホルダーからすべて外し、別々に消毒、洗浄し超音波洗浄器にかける。次に、引き上げて乾燥させ(図4-1)、それぞれをキットのホルダーに戻し、組み立てる。キットを滅菌パックに入れ、シールする。その後、オートクレーブで滅菌する(図4-2)。

コントラアングルの消毒

　手術直後にただちにヘッドとシャンクを分解して洗浄する。まず、流水の下でよく洗浄、乾燥し、その後オイルを十分にさして錆びつかないようにする。この際、コントラアングル専用自動洗浄器を使用しても良い。その後、分解したまま二重にした滅菌パック(図4-3)、もしくはトレイに入れてオートクレーブで滅菌する。これは、コントラアングル内部のオイルが他のものを汚染しないようにするためである。

技工所から納品された補綴物関係のパーツ、補綴物の消毒

　それらのパーツの素材に従って、できるかぎり高度の滅菌を行う。とくに、インプラント体に直接接続するアバットメント類は、外科器具レベルの滅菌が望ましい。すなわち、通常の消毒、超音波洗浄後、オートクレーブでの滅菌が可能であれば行い、不可能の場合は超音波洗浄後、さらに薬液消毒を行う。ヒビテンであれば一晩、ジアミトールであれば5分程度浸漬し、滅菌水で水洗して使用する。

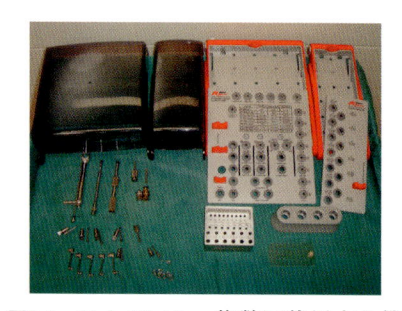

図4-1　NobelGuide。複数回使用する機材の消毒、洗浄後の乾燥。

図4-2　オートクレーブでの滅菌。

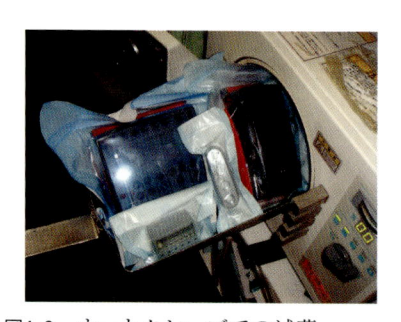

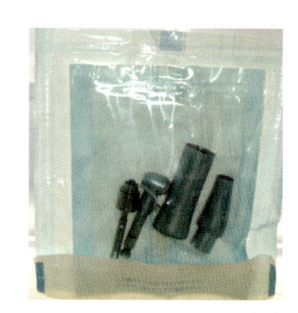

図4-3　コントラアングルの滅菌。分解した状態で滅菌。滅菌パックは二重にする。

4章 ガイディッド・サージェリー
使用器材

　本システムは、高度な技術によって構成されている。使用する器材は約170点に及び、使用するインプラントの種類、太さ、長さによってその種類が異なる（参考資料：Nobel Biocare社　ノーベルガイド・コンセプトマニュアル）。

ガイディッド外科用キット

　このキットは複数回使用できるもので構成されており、ドリルなどのディスポーザブルのものは別にそろえる必要がある。3種のキットがあり、それぞれに対応インプラントが違っている。1回使用（ディスポーザブル）のドリル類はキットに含まれないので、別にそろえる必要がある。

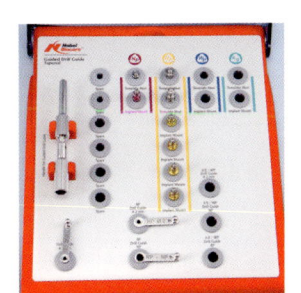

リプレイス・テーパード・ガイディッド外科用キット：
　2つのキットボックス（図4-4）から成り、対応インプラントはリプレイスセレクト・テーパード、NobelReplace™ Taperedである。

ブローネマルクシステム・ガイディッド外科用キット：
　2つのキットボックス（図4-5）から成り、対応インプラントはブローネマルクシステムMkⅢなどである。

リプレイス・ストレート・ガイディッド外科用キット：
　2つのキットボックスから成り、対応インプラントはリプレイスセレクト・ストレート、NobelReplace™ Straightなどである（未認可）。

ノーベルダイレクト®・ガイディッド外科用キット
　対応インプラントはノーベルダイレクト®であるが、上記以外に、リプレイス・テーパード・ガイディッド外科用キットも必要である（未認可）。

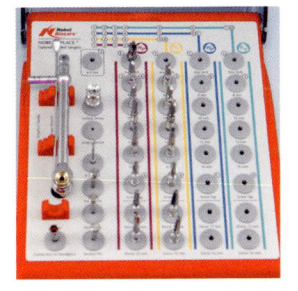

| 図4-4-a | 図4-4-b | 図4-4-a、b　リプレイス・テーパード・ガイディッド外科用キット。

| 図4-5-a | 図4-5-b | 図4-5-a、b　左はブローネマルクシステム・ガイディッド外科用キット、右は、ガイディッド・ドリルガイド・キットボックス。

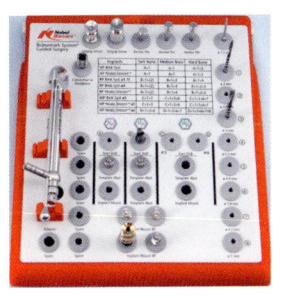

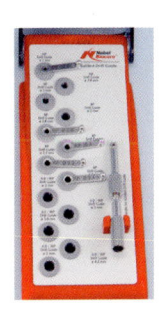

4章 ガイディッド・サージェリー

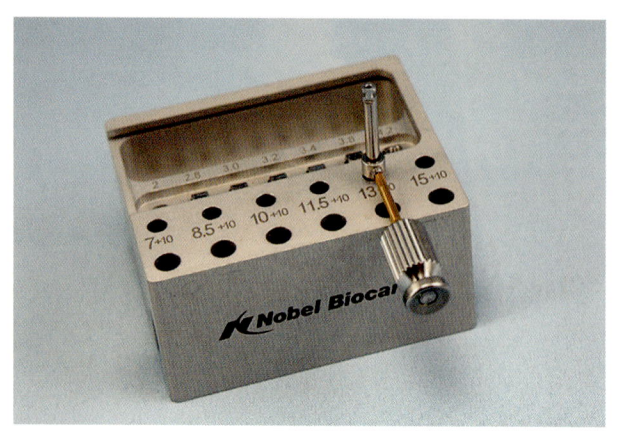

図4-6 ガイディッド・ドリルストップ・キット。バーの先端からドリルガイドを装着し、孔に入れてスクリューで締め付ける。

図4-7 上のツイストドリル 3.0×(10+)7-18mmは、下のツイストドリル 3.0×10-18mmより長さが約10mm長い。

ガイディッド・ドリルストップ・キット（図4-6）：

　ツイストドリルのバーの深さをコントロールするためのストッパーであるガイディッド・ドリルストップを合わせるためのキット。長さごとの孔にバーを入れることにより、正確な深さのコントロールができるようになっている。

バーについて

　バー類の製品名の(10+)は、ガイディッド・サージェリー専用ドリルが通常の使用ドリルよりも長さが10mm長いという意味である。また(+)も同じ意味を持つ(例：ツイストドリル 3.0×(10+)7-18mm、図4-7)。すべてのNobelGuideに使用する外科用のバーは専用で、通常のバーの転用はできない。

　これらのキットをベースに、その他の専用のバーや器具が存在するが、その詳細を理解するのはきわめて難解である。Appendixの表(P.116～119)を参照されたい。

4章 ガイディッド・サージェリー
手術の準備

　ガイディッド・サージェリーでは、フラップレス手術直後に、即時補綴を接続することから、手術と補綴の両方を準備しておく必要がある。フラップを挙上しないため、縫合する器具、骨を調整する器具は必要ない。埋入するインプラント体もすべて決まっているので、すべてパッケージから出し、スリーブスタンドに立てて準備しておく。

ガイディッド・サージェリーの準備

　サージカルテンプレート、サージカル・インデックス（図4-8）、インプラント体専用のガイディッド外科用キットにディスポーザブルのドリル類をセットしたもの（図4-9）。ドリルストップを付ける場合は、埋入インプラントに合わせて、事前に正しい位置に装着しておくと時間の節約になる。

補綴の準備

　補綴用マニュアルトルクレンチおよびスクリュードライバー・ユニグリップ™ マシン、滅菌消毒されたアバットメント、パーツ、補綴物、ストレートヘッド、バー、即時重合レジン関連、仮着セメント、咬合紙など必要な補綴の用意をしておく。

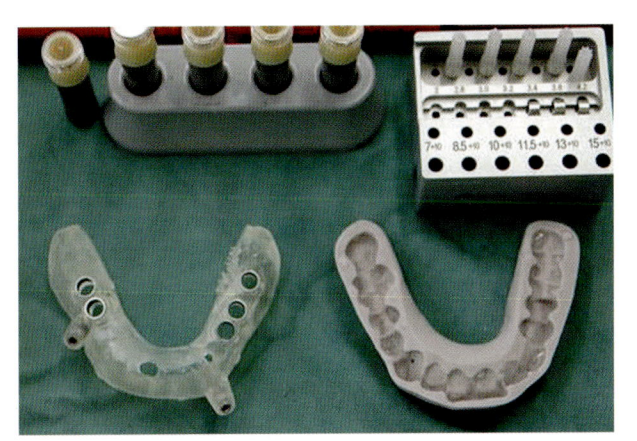

図4-8　サージカルテンプレートとサージカル・インデックス。

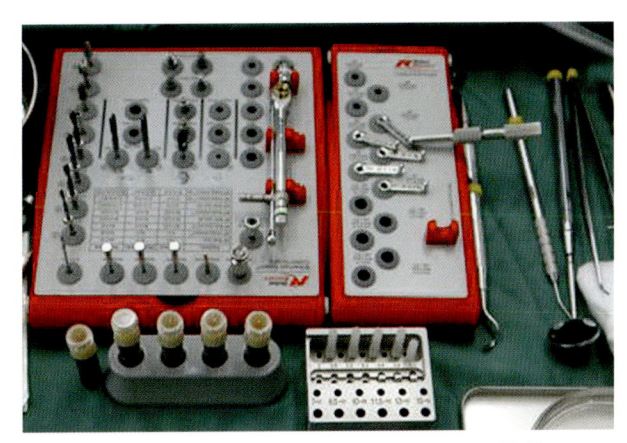

図4-9　ブローネマルクシステム・ガイディッド外科用キットの準備。ガイディッド・ドリルストップなど使用予定の器具は事前に連結しておく。

4章　ガイディッド・サージェリー
一般的な注意事項

ドリリングの注意点

　まず、ガイディッド・サージェリーにおけるドリリングの一般的な注意として、以下のことを確認しておきたい。
（1）ドリリングは、必ず適切なドリルガイドなどを使用し、正しい位置にドリリングする
（2）側方力でドリルが破折する可能性があるため、側方力に注意する
（3）ドリリングにおける骨の火傷を避けるため、内部注水と外部注水（リプレイス・テーパード用のドリル）もしくは外部注水（その他のドリル）の仕様に応じ、正しい注水を行う

　ドリリングした骨が上部に溜まり、中の注水がうまく行かなくなることを避けるため、ドリルは十分な上下動と1、2秒以上はドリリングを続けないようにする。また、ドリリングの合間に別のシリンジなどで注水するのも効果的である。

スピードとトルク

　すべてのツイストドリル、スタートドリルおよびカウンターボアーは最高速度2,000rpmとする。テーパードドリルは最高速度800rpmとする。スクリュータップ、インプラント埋入時は、最低速度で最高45Ncmとする。

ドリリングの順序

　インプラント埋入予定本数が6本以上の場合は、左右どちらかの後方から2本目の部位にドリリング、インプラント埋入を行い、次に反対側同部位のドリリング、インプラント埋入を行う。残りについては、1種類のドリルごとにすべてをドリリングし、次々に埋入していく。

　All-on-4の場合は、まず前方の2本のうちどちらかを1本埋入する。次に残りの3本を1種類のドリルごとにすべてをドリリングし、左右バランスよく次々に埋入していく。

4章 ガイディッド・サージェリー
無歯顎症例のガイディッド・サージェリー

サージカルテンプレートの固定

　ガイディッド・サージェリーの第一歩は、サージカルテンプレートをCT撮影した時と同じ状態で口腔内に固定することである。そのため、手術前の浸潤麻酔はサージカルテンプレート外の前庭部の部分中心に麻酔を行い、角化歯肉部分の麻酔を極力抑えると良い。サージカルテンプレートを装着し、サージカル・インデックスを介在させて対合歯列としっかりと咬合させる（図4-10）。

　サージカルテンプレートが所定の位置に固定されたら、中央のテンプレート・スリーブの中に直径1.5mmのツイストドリルを挿入し孔をあける。孔の深さは、ドリルのシャフト一杯まで挿入することで達成できる（図4-11）。ドリルが細いため、側方圧を加えると破折することがあるので注意を要する。この孔に直径1.5mmのアンカーピンを挿し込み、サージカルテンプレートを固定する。残りの2本のアンカーピンを挿入したら、サージカル・インデックスは不要となるので口腔外に撤去する。

　ここでは、代表的なドリルシークエンスを、ブローネマルクシステムMkⅢ RPを使用したAll-on-4の術式で示す。

ドリリング・ステップ

Step 1：ガイディッド・スタートドリル/カウンターボアー・ブローネマルクシステムをRP用サージカルテンプレートのスリーブに挿入し、スリーブの上端とぶつかる位置まで削り込む（図4-12）。これにより、インプラント埋入部の歯槽粘膜と上部骨がカウンターボアー状に削除される。

Step 2：スリーブの直径とドリルの直径の隙間を調整するため、ドリルガイドが用意されている。最初にドリルガイド RP-φ2mmを用いる。この器具をスリーブに適合し、ツイストドリル 2×(10+)7-18mmにドリルストップ φ2を使ってあらかじめ設計した深さまで孔をあける（図4-13）。ドリルには7、10、13、15、18mmの長さのインプラントに対応するようにマークが付けられているので、埋入するインプラントの長さに合わせて孔の深さを決める。

Step 3：以上の操作が終わったらドリルガイドを交換してスリーブの孔の大きさを調節する。ドリルガイド RP-2mmをドリルガイド RP-φ3mmに変え、ドリルストップ φ3mmを付けたツイストドリル 3×(10+)7-18mmを用いてストッパーが当たるところまでドリリングする。このドリリングのスピードは最大2,000rpmとする（図4-14）。

Step 4：骨が硬い場合は、ガイディッド・タップ RP φ3.75 7-13mmを使用して、骨内にタップを切り込む。タップが切り込まれたら、エンジンを逆回転させてガイディッド・タップを取り除く。このタッピングのスピードは最低速度でトルクは最高45Ncmとする。骨の硬さとインプラント体の太さによるドリルの選択については、ガイディッド外科用キットに表示されているので、それに従うと良い。

　骨が軟らかい場合はSoft Boneに従うが、不安な場合はアダプテーションテクニックを併用すると良い。

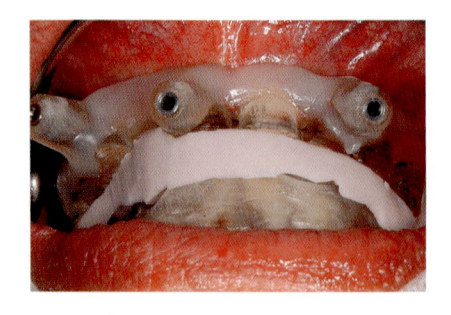

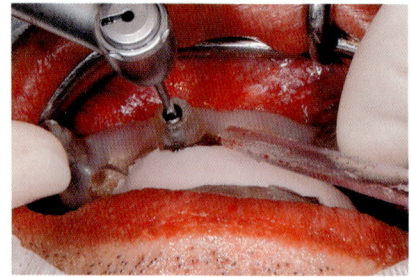

図4-10　サージカルテンプレートをサージカル・インデックスと対合歯で固定する。

図4-11　直径1.5mmのツイストドリルでアンカーピン用の孔をあける。

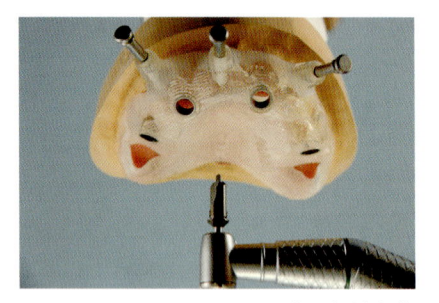

図4-12　step 1：アンカーピンを挿入後、サージカル・インデックスを除去しガイディッド・スタートドリルから始める。

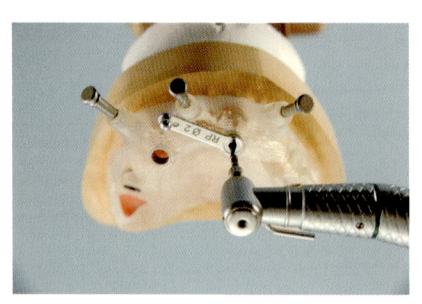

図4-13　step 2：ドリルガイド RP-φ2mmにドリルストップ φ2mmを付けたツイストドリル 2×(10+)7-18mmを使用。

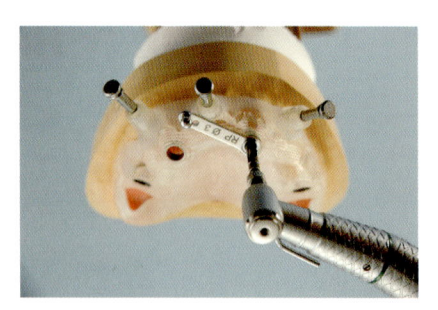

図4-14　step 3：ドリルガイド RP-φ3.0mmにドリルストップ φ3mmを付けたツイストドリル 3.0×(10+)7-18mmを使用。

インプラントの埋入

インプラントの頭部にガイディッド・インプラントマウント・ブローネマルクシステム RPをスクリューで締め連結する。この作業は、手術前に済ませておくことが望ましい（図4-15）。

タップホルダーを取り付けたハンドピースとガイディッド・インプラントマウント・ブローネマルクシステムRPを連結し、インプラントをシリンダーから取り出す（図4-16）。最低速度に設定したハンドピースを回転させながらサージカルテンプレートのスリーブの中にインプラントを埋入する（図4-17）。残り1mmになったら、マニュアルトルクレンチでガイディッド・スリーブに接するところまで締め込む。完全に入りきらず、35Ncm以上トルクが上がりすぎる場合は、慌てず一度インプラントを逆回転で撤去し、再度ドリリングやタッピングを行い、あらためて埋入を行う（図4-18）。インプラントが埋入されたらスクリュードライバー・ユニグリップを用いてインプラントマウントを外す（図4-19）。インプラントマウントが思いのほかスリーブから外れにくいことがある。片刃のレンチや歯科用トングなどでインプラントマウントを壊さないように取り外す。

次にサージカルテンプレートを固定するため、スリーブの中にガイディッド・テンプレート・アバットメントを挿し込み、インプラントの頭部に固定する（図4-20）。この操作により、サージカルテンプレートは2本のインプラントにしっかりと固定される。

この後、残りについてドリルごとに、すべてを同時にドリリングし（図4-21、22）、左右バランスよくインプラントを埋入していく（図4-23）。臼歯部で、ドリルガイドが固定しにくい場合は、ドリルガイド・ハンドルを使用するとドリリングを邪魔しない。なお、インプラントの埋入直後にインプラントマウントを外すと歯槽粘膜が収縮し、暫間ブリッジを円滑に連結できなくなるおそれがある。これを避けるため、埋入後もインプラントマウントはそのまま付けておき（図4-24）、すべてのインプラントが埋入された段階で同時に撤去するようにすると良い。

すべてのインプラントが埋入されたらガイディッド・テンプレート・アバットメントとインプラントマウントを外し（図4-25）、ガイディッド歯肉パンチ RPをサージカルテンプレートのスリーブに挿し込み、インプラント周囲の過剰な軟組織を除去する（図4-26）。アンカーピン

無歯顎症例のガイディッド・サージェリー

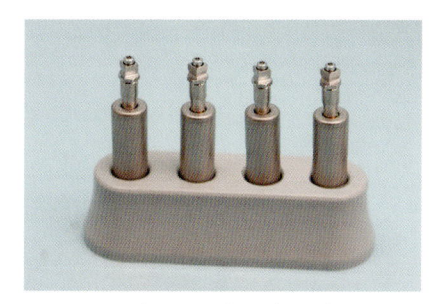

図4-15 ガイディッド・インプラントマウント・ブローネマルクシステム RPを装着した埋入予定のインプラント。術前に、ここまで準備しておくと良い。

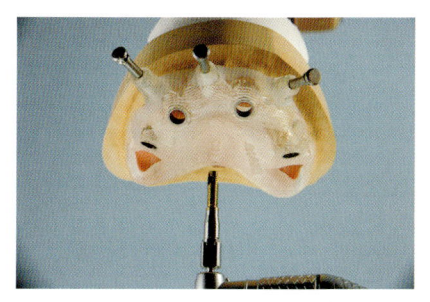

図4-16 タップホルダーを取り付けたハンドピースに、インプラントマウントを装着したインプラントを連結する。

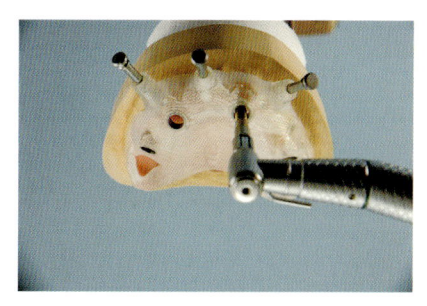

図4-17 インプラントの埋入。1本目のインプラントは締め付けすぎないように注意する。

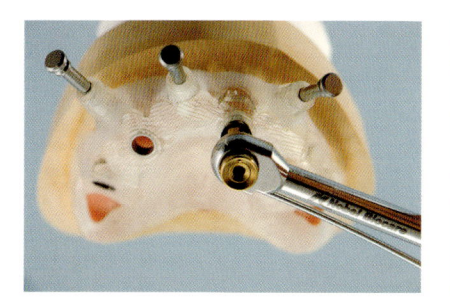

図4-18 最終的にマニュアルトルクレンチで、35Ncmでスリーブにインプラントマウントが触れるまで締め付ける。

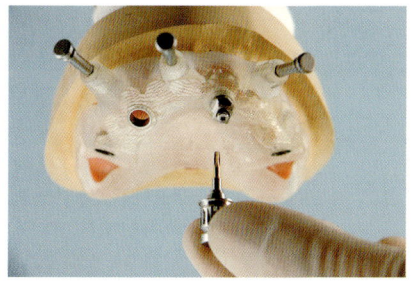

図4-19 インプラントマウントをユニグリップで緩め取り外す。

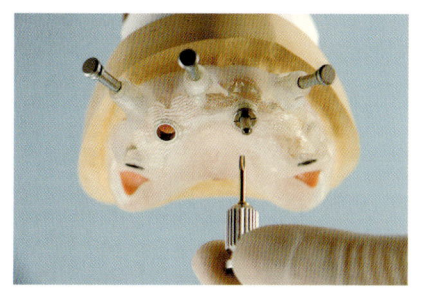

図4-20 テンプレート・アバットメントをユニグリップで連結する。

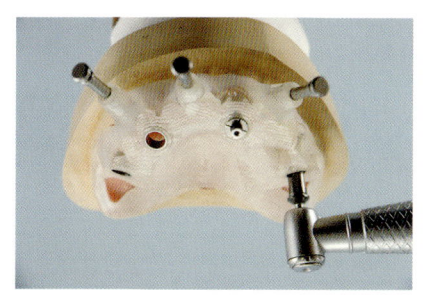

図4-21 残りの3本をStep 1に従い、ガイディッド・スタートドリルでドリリングする。

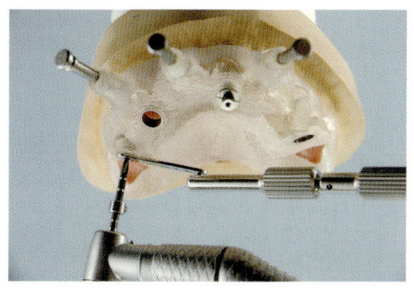

図4-22 残りの3本をStep 2、Step 3に従い、ツイストドリルでドリリングする。

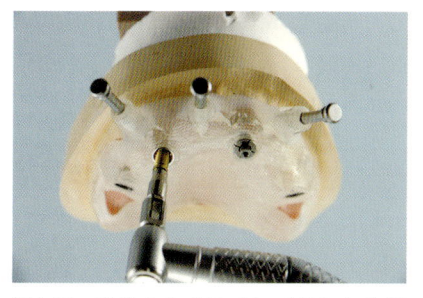

図4-23 残りの3本のインプラントを埋入する。

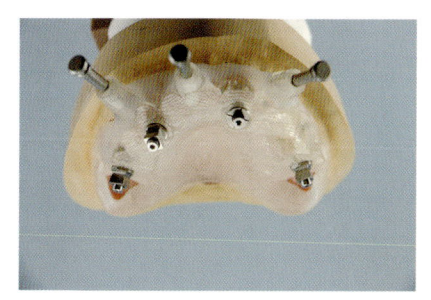

図4-24 すべてのインプラントが埋入されるまでインプラントマウントは装着したままにしておく。

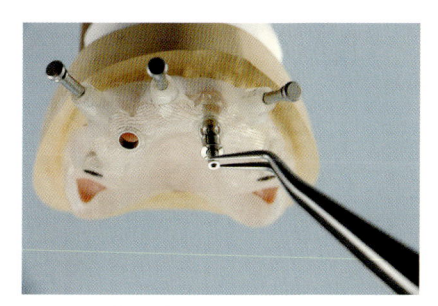

図4-25 インプラントマウント、テンプレート・アバットメントを取り外す。

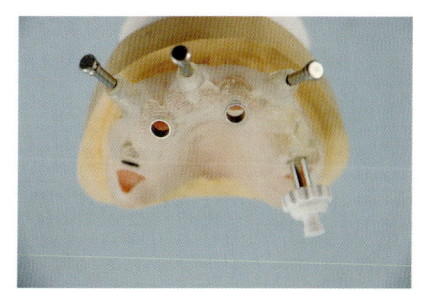

図4-26 アンカーピンを取り外す前にガイディッド歯肉パンチ RPで過剰な軟組織を除去する。

81

を抜き取り、サージカルテンプレートを口腔内から撤去する。以上で、ガイディッド・サージェリーによるインプラント埋入手術は完了する。

　1本目のインプラントの埋入時にあまり締め込みすぎると、サージカルテンプレートがわずかながら傾いてしまうことも想定される。埋入本数が多いときは、ひずみを最小限にするため、2本を浅めに埋入してから少しずつ締め付ける方法をとる。つまり、1本目のインプラントマウントのフレンジがガイディッド・スリーブに接触する1mm手前まで締め込む（図4-17）。同じ操作を繰り返し2本目のインプラントを1mm浅く埋入する。その後、マニュアルトルクレンチで2本のインプラントを少しずつバランスよくガイディッド・スリーブにどちらも完全に接するまで埋入する。この2本の埋入トルクは最大35Ncmとする。その場合は、2本ともインプラントマウントをガイディッド・テンプレート・アバットメントに替える。

4章 ガイディッド・サージェリー
部分欠損症例のガイディッド・サージェリー

サージカルテンプレートの固定

　サージカルテンプレートを口腔内に装着し、インスペクション・ウィンドウを通してテンプレートが歯列に正しく適合していることを確認する。次に、サージカル・インデックスを噛ませテンプレートを固定する。
　以上の操作が終わったら、ツイストドリル φ1.5×20mmをテンプレート・スリーブに挿し込み、歯槽粘膜と骨を貫通する孔をあける。孔はドリル上部のステップがスリーブと接触する深さまであける。この孔に直径1.5mmのガイディッド・アンカーピンを挿入しテンプレートを固定する(図4-27)。

ドリリング・ステップ

　ここではリプレイスセレクト・テーパード RPφ4.3×13を埋入する場合を例にとって説明する。

Step 1：ハンドピースに取り付けたガイディッド・スタートドリル/カウンターボアー・リプレイス RPをテンプレートのスリーブに挿し込み、ストッパーの位置まで削り、インプラント埋入部の軟組織と上部骨をカウンターボアー状に取り除く(図4-28)。

Step 2：ドリルガイド RP-2mmをテンプレートのスリーブに挿し込み、孔の大きさを調節する。この孔にツイストドリル・テーパード 2×(10+)8-16mmを挿し込み孔をあける。ドリルには8、10、13、16mmの4本のラインが記されているので、孔の深さが埋入するインプラントの長さに一致するまでドリルを進める(図4-29)。

Step 3：ドリルガイド RP-2mmをドリルガイド・テーパード RP-NPへ交換し、テンプレートのスリーブの孔の大きさを修正する。この孔にガイディッド・ドリル・テーパード NP 3.5×(+)8mmを挿入してストッパーの位置まで削り込む(図4-30)。

Step 4：ドリルをガイディッド・ドリル・テーパード NP 3.5×(+)13mmに交換し、同じドリルガイドを使い、孔を拡大する(図4-31)。

Step 5：ドリルガイドを取り外し、ガイディッド・ドリル・テーパード RP 4.3×(+)13mmを用い、孔を最終段階まで拡大する(図4-32)。

Option：骨質が硬い場合は、デンスボーンドリル RPを使用する(図4-33)。さらに硬い場合は、スクリュータップ・テーパード RPを使用する(図4-34)。

インプラントの埋入

　インプラントの頭部にガイディッド・インプラントマウント・リプレイス RPを固定し、ハンドピースに取り付けたタップホルダー・リプレイスと連結してインプラントスリーブから取り出す(図4-35)。これをサージカルテンプレートのスリーブに挿し込み、ガイディッド・インプラントマウントのフレンジがスリーブの上面と接触する1mm手前まで埋入する(図4-36)。マニュアルで締め込んでガイディッド・スリーブとぴったりと接するまで埋入する(図4-37)。ガイディッド・テンプレート・アバットメントをインプラントに連結し(図4-38)、次のインプラントも同じように1mm手前まで埋入して(図4-39)、マニュアルで締め込んでガイディッド・スリーブとぴったりと接するまで35Ncmで埋入する。これで適正な位

4章 ガイディッド・サージェリー

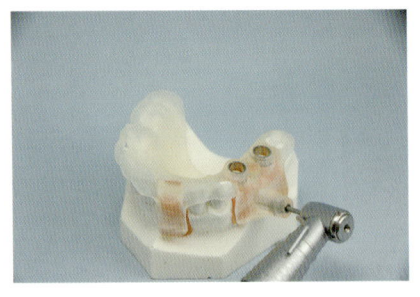

図4-27 臨床では、ラジオグラフィック・インデックスで固定して、直径1.5mmのツイストドリルでアンカーピン用の孔をあける。

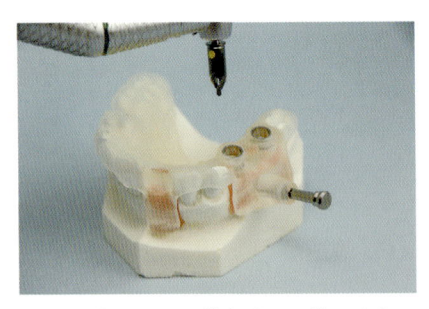

図4-28 Step 1：ガイディッド・スタートドリル/カウンターボアー・リプレイス RPで軟組織と骨を除去する。

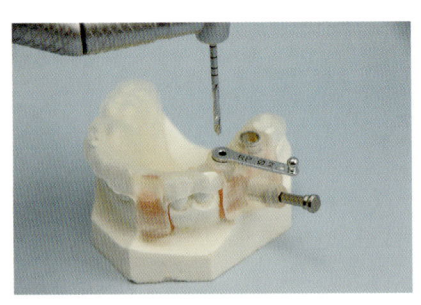

図4-29 Step 2：ドリルガイド RP-2mmを使用して、ツイストドリル・テーパード 2×(10+)8-16mmで所定の長さまでドリリングする。

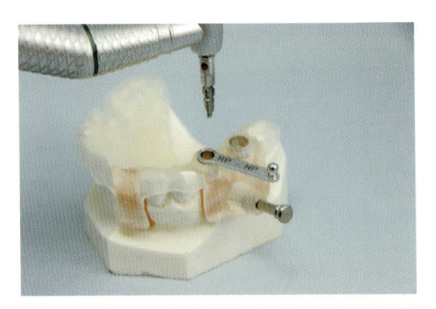

図4-30 Step 3：ドリルガイド RP-NPに変更し、ガイディッド・ドリル・テーパード NP3.5×(+)8mmでドリリングする。

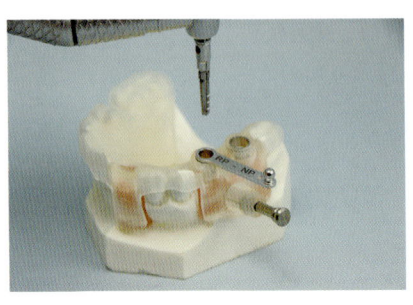

図4-31 Step 4：ドリルをガイディッド・ドリル・テーパード NP3.5×(+)13mmに換えドリリングする。

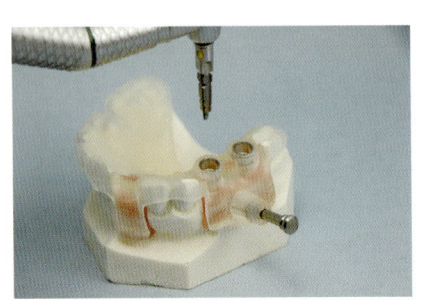

図4-32 Step 5：ドリルガイドを取り外し、ガイディッド・ドリル・テーパード RP 4.3×(+)13mmを用い孔を最終段階まで拡大する。

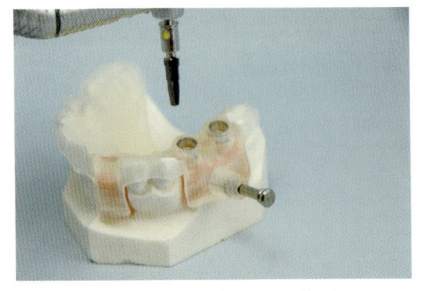

図4-33 Option：骨質が硬い場合はデンスボーンドリル RPを使用する。

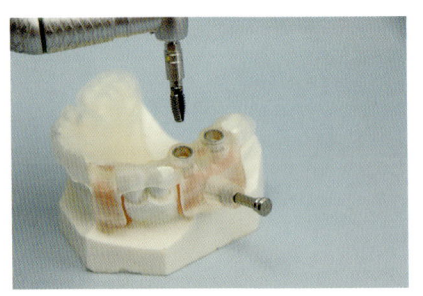

図4-34 Option：骨質がさらに硬い場合はスクリュータップ・テーパード RPを使用する。

置にインプラントが埋入された。多数のインプラントを埋入する場合は無歯顎と同じように最初の2本をマニュアルで交互に締め付けても良い。

ノーベルリプレイス・インプラントにはトライ・チャンネルのローブがある。これは角度付や、エステティック・アバットメントの方向性を合わせるもので、前歯などのケースではこれを合わせる必要性が出てくる。インプラントマウント上部のくぼみが、トライ・チャンネルの位置を示すので参照する（図4-40）。サージカルテンプレートを外す直前までガイディッド・インプラントマウントはインプラントに取り付けておく。

すべてのインプラントが埋入されたらガイディッド・テンプレート・アバットメントとガイディッド・インプラントマウントを除去し、ガイディッド歯肉パンチ RPをテンプレート・スリーブに挿し込みインプラント周囲の軟組織を取り除く（図4-41）。最後にアンカーピンを抜き取りサージカルテンプレートを撤去する。

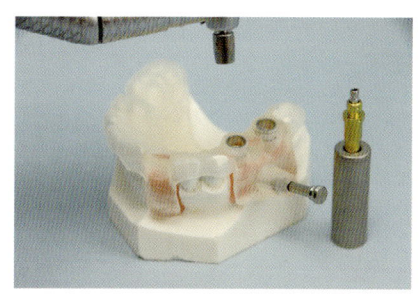

部分欠損症例のガイディッド・サージェリー

図4-35 ガイディッド・インプラントマウント・リプレイス RPを連結したインプラントと、タップホルダー・リプレイスを付けたハンドピース。

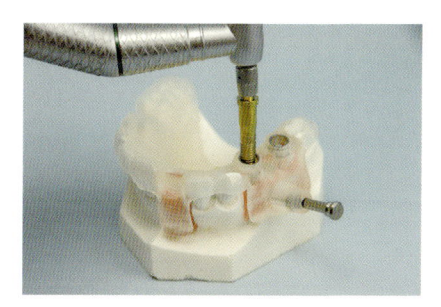

図4-36 インプラント埋入。

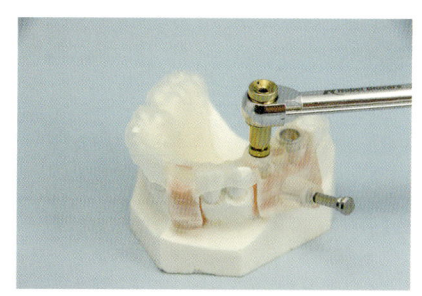

図4-37 残り1mmになったらマニュアルトルクレンチに交換し締め付ける。35Ncm以上にならないようにする。

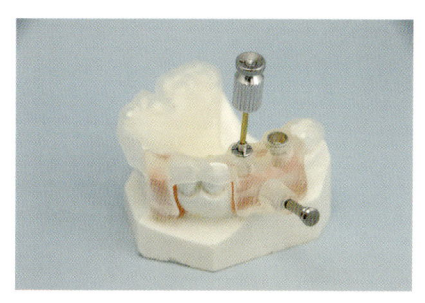

図4-38 インプラントマウントを取り外し、ガイディッド・テンプレート・アバットメントを連結する。

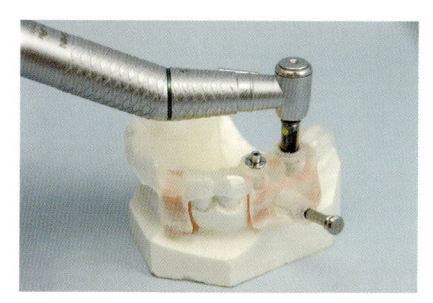

図4-39 次のインプラントをドリリング、埋入する。

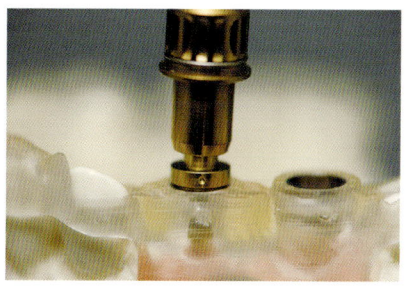

図4-40 ノーベルリプレイスのトライ・チャンネルのローブはインプラントマウントのくぼみと一致する。

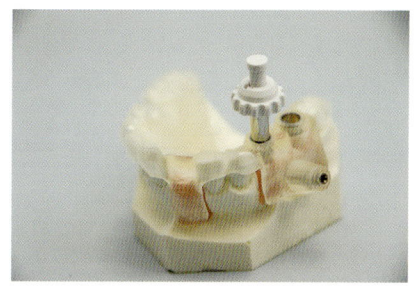

図4-41 インプラント埋入後、アンカーピン除去前にガイディッド歯肉パンチRPで軟組織を除去する。

85

4章 ガイディッド・サージェリー
単独歯欠損症例のガイディッド・サージェリー

単独歯欠損のガイディッド・サージェリーではインプラントの埋入スペースが限定されているため、アンカーピンは使用しない。サージカルテンプレートの適合はインスペクション・ウィンドウを通して歯列と空隙なしに密着している状態から判定する（図4-42）。

インプラント埋入精度は、サージカルテンプレートの適合性と安定性に左右されるので、手術中にテンプレートが浮き上がらないように注意する必要がある（図4-43）。さらに、抜歯即時埋入や骨がまだ十分に成熟していない場合は、ドリリング時にドリルが軟らかい骨の部分に傾いていこうとするので、サージカルテンプレートの十分な厚みが必要である。

ドリリング・ステップ

Step 1：テンプレート・スリーブにガイディッド・スタートドリル/カウンターボアー・リプレイス RPを挿入し、ストッパーがスリーブと接触まで削り込む。これにより、インプラント埋入部の軟組織が除去される。

Step 2：スリーブにドリルガイド RP-2mmを連結し、スリーブの孔を小さくする。ここに、ツイストドリル・テーパード 2×(10+)8-16mmを挿入し孔をあける。ドリルには8〜16mmまでの長さのインプラントに対応するようにラインが記されているので、想定したインプラントの長さまでドリリングする。

Step 3：ドリルガイド RP-2mmをドリルガイド・テーパード RP-NPに交換し、スリーブの孔の大きさを修正する。ここにガイディッド・ドリル・テーパード NP 3.5×(+)8mmを挿入し、孔の大きさを拡大する。

Step 4：同じドリルガイドを使いドリルをガイディッド・ドリル・テーパード NP 3.5×(+)13mmに交換して孔の深さを調節する。

Step 5：ドリルをガイディッド・ドリル・テーパード RP 4.3×(+)13mmに変え孔の大きさを拡大する。

インプラントの埋入

インプラント埋入の手順はこれまでと変わらない。インプラントの頭部にガイディッド・インプラントマウント・リプレイス RPを固定し、ハンドピースに取り付けたタップホルダー・リプレイスと連結してパッケージから取り出す。

これをサージカルテンプレートのスリーブに挿し込みインプラントマウントのフレンジがガイディッド・スリーブの上面と接触するまで埋入する。この状態でインプラントのネックは骨と接触しインプラントは正しく埋入されたことになる。埋入するインプラントがノーベルリプレイスの場合は、インプラントマウントのくぼみ（ドット・マーク）がトライ・チャンネルのローブに一致するので、作業模型と同じ方向になるように合わせる（図4-44）。インプラントが埋入されたらガイディッド歯肉パンチ RPをテンプレート・スリーブに挿し込み、インプラント周囲の軟組織を取り除く。最後に、ガイディッド・インプラントマウントを除去し、サージカルテンプレートを撤去する。

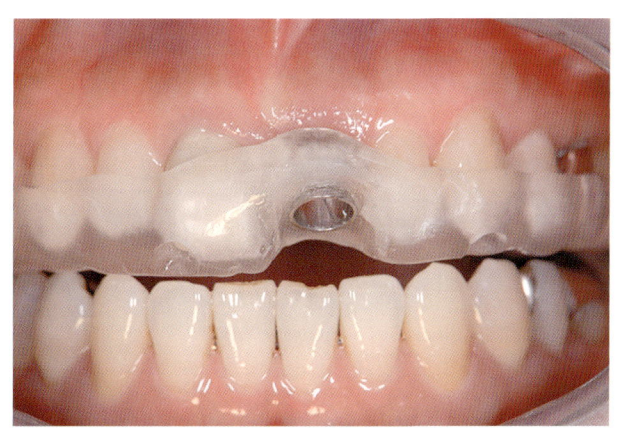

単独歯欠損症例のガイディッド・サージェリー

図4-42 サージカルテンプレートはインスペクション・ウィンドウで歯列に密着していることを確認。

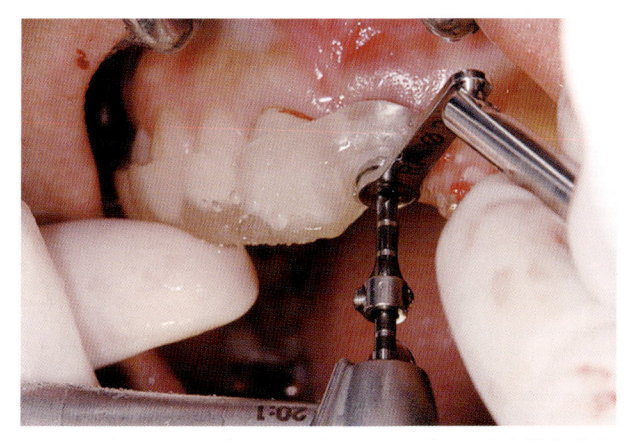

図4-43 ドリリング時はサージカルテンプレートが浮き上がらないように注意する。

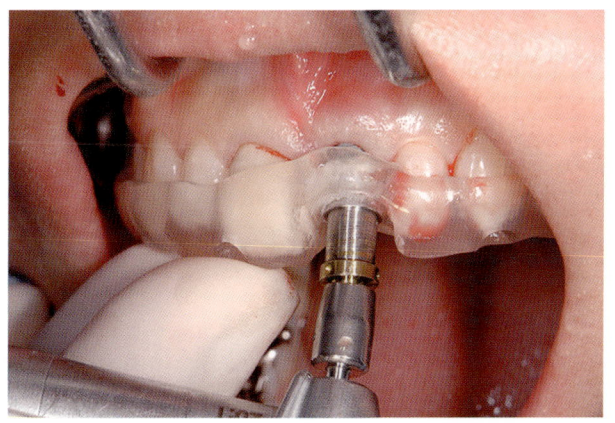

図4-44 ノーベルリプレイスのトライ・チャンネルのローブを作業模型の位置と合わせる。

5章

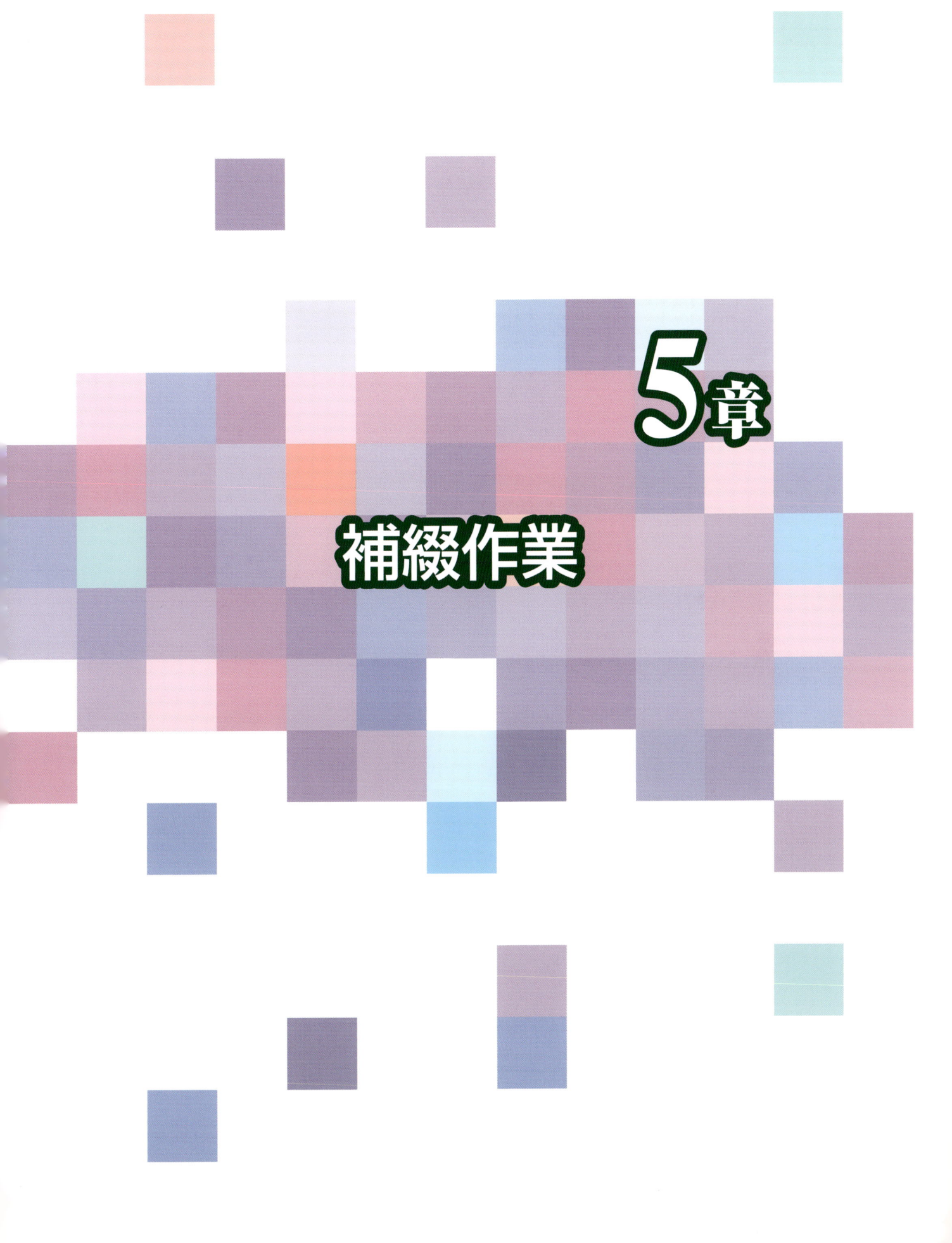

補綴作業

5章　補綴作業

上部構造の製作

　インプラント埋入に先立ち、作業模型を入手できることは、本法の大きな特徴となっていることはすでに説明した。作業模型はデータ・ベースを用いて工場生産されたサージカルテンプレートのガイディッド・スリーブにアバットメント・レプリカをガイディッド・シリンダー・ウィズ・ピンで連結し(図5-1)、内部に練和した石膏を注入することで製作できる。

　また、モデル・ベース法ないしハイブリッド法で製作した石膏模型も作業模型として使用できる。この石膏模型には、インプラントレプリカが埋入されており、外見上は上記の作業模型と区別がつかない。これらの作業模型を使用し、暫間補綴物を製作する方法を示す。

　まず、作業模型を咬合器にマウントする。無歯顎の場合は、ラジオグラフィックガイドを介してマウントする。あらかじめ、ラジオグラフィックガイド上で咬合器マウント用の咬合採得を行っておく。義歯そのものを利用した場合で、患者の来院が難しい場合には、サージカルテンプレートを発注する際に同時にデュプリケート・デンチャーを発注することも可能である。これは、ラジオグラフィックガイドと同じ形をした光造形の義歯のレプリカである。部分欠損症例の場合は、通法に従いマウントする。

　アバットメントは、All-on-4をはじめ、複数歯の場合はマルチユニット・アバットメントを使用(図5-2)することを勧める。このアバットメントには、角度なしと、角度付の2種類がある。作業模型のインプラントレプリカにマルチユニット・アバットメントを連結し(図5-3)、マシンドライバー・マルチユニット用で締め固定する。角度付はマシンドライバー・ユニグリップを使って固定する。角度付のアバットメントは、ヘッドとアバットメントの位置づけが前もって決められないので、Nobel-Guideのためにノンエンゲージ角度付アバットメントが開発されている(現在はブローネマルクシステムのみ、図5-4)。これらのアバットメントに、チタン製のテンポラリー・シリンダー・マルチユニット用を適合し(図5-5)、付属の補綴用スクリューで固定する。以上の操作により、インプラントレプリカにアバットメントを介してテンポラリー・シリンダーが連結されることになる。

　次に、テンポラリー・シリンダーの周囲にワックスを盛り、レジンの人工歯を配列して暫間ブリッジの形状をワックスアップする(図5-6)。この上から、パテ・シリコーンでオーバー・インプレッションを採得し、シリコーンコアとする。その後、オーバー・インプレッションを取り外し、内部のワックスを熱湯で洗い流す。そして、オーバー・インプレッションの内面にレジン歯を固定する。この後、オーバー・インプレッションをゴムバンドで固定する。これらを一体として圧力鍋に入れ、レジンを重合する。レジンの重合後、シリコーンコアを撤去し、過剰なレジンを除去して研磨する。重合ひずみが大きいと想定される場合、重合後、模型上でテンポラリー・シリンダーと連結する方法も用いられる(図5-7)。以上で、暫間ブリッジが完成する(図5-8)。人工歯を使用せず、ワックスアップから暫間補綴物を製作する場合も上記に準ずる(図5-9〜12)。ブリッジはレジンで作られているため、ガイディッド・サージェリーの当日まで水中に浸し保存する。

　マルチユニット以外にも症例に応じてイージーアバットメントをはじめいろいろなアバットメントが使用可能である。審美部位の単独歯欠損では、プロセラ・アバットメントなどのカスタムタイプのアバットメントを使用し、上部には暫間クラウンを装着する方法が推奨されている。

上部構造の製作

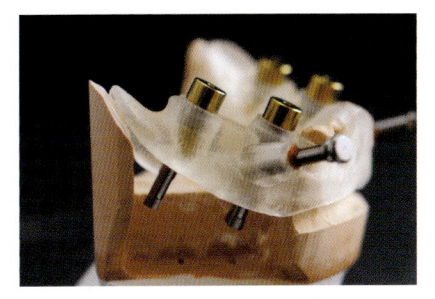

図5-1　部分欠損症例：コンピュータ・ベース法のサージカルテンプレートから製作中の作業模型。

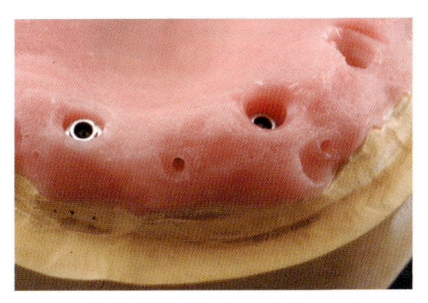

図5-2　無歯顎症例：インプラントレプリカが埋め込まれた作業模型。

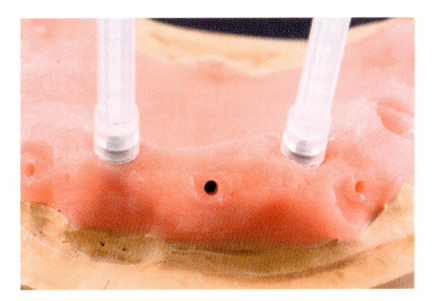

図5-3　無歯顎症例：マルチユニット・アバットメント角度なしを連結する。マシンドライバー・マルチユニット用で締める。

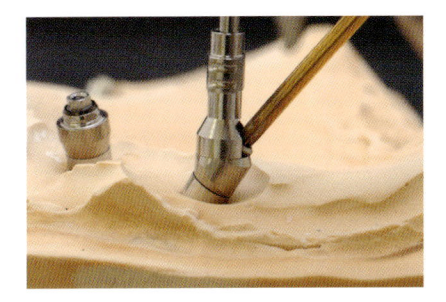

図5-4　無歯顎症例：角度付が必要な部位には、ノンエンゲージ角度付マルチユニット・アバットメントを使用。マシンドライバー・ユニグリップで連結する。

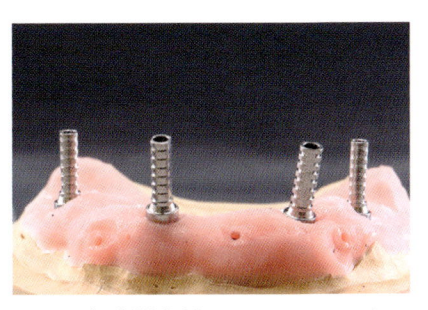

図5-5　無歯顎症例：マルチユニット・アバットメントにテンポラリー・シリンダーを連結したところ。

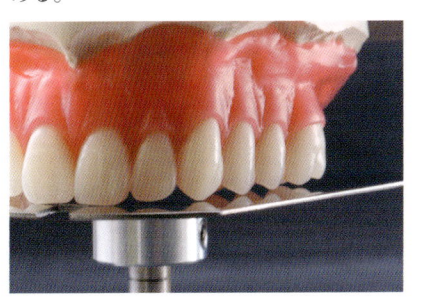

図5-6　無歯顎症例：人工歯を配列し、重合を行う。

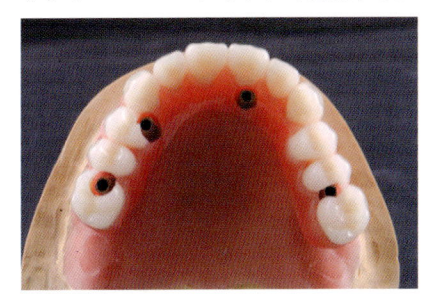

図5-7　無歯顎症例：重合のひずみが大きいと想定される場合は、重合後にテンポラリー・シリンダーと連結する方法も良い。

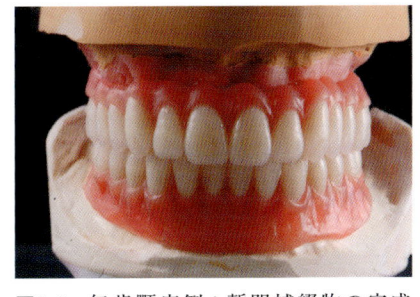

図5-8　無歯顎症例：暫間補綴物の完成（上顎）。

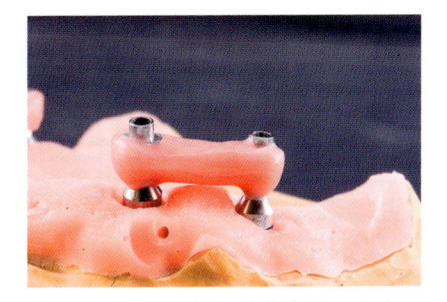

図5-9　ノンエンゲージ角度付マルチユニット・アバットメントを口腔内に装着するためのトランスファージグ。マルチユニット・アバットメント角度なしに印象コーピングを連結している。

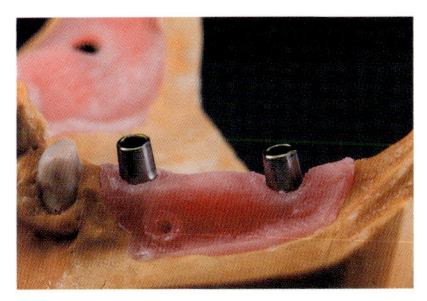

図5-10　部分欠損症例：イージーアバットメント適用の場合、アバットメント上にワックスアップを行う。

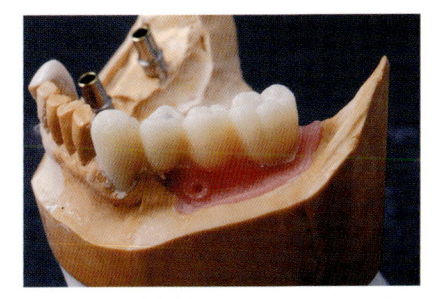

図5-11　部分欠損症例：オーバー・インプレッションを除去したところ。バリを取り除き研磨する。

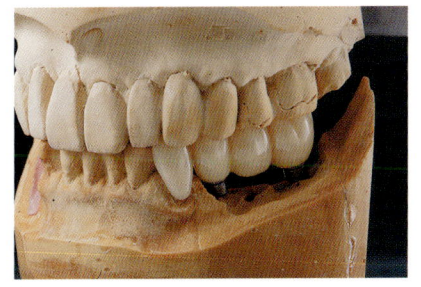

図5-12　部分欠損症例：咬合器に戻し、咬合を確認して完成する。（補綴物製作・写真：ミクロデント白石・白石静男氏）

5章　補綴作業
暫間ブリッジの装着

　ガイディッド・サージェリーが終了したら、マルチユニット・アバットメントをインプラントに連結する。暫間ブリッジと一緒に歯科技工所から返却されたマルチユニット・アバットメントは、前もって滅菌消毒しておく。さらに、暫間ブリッジも消毒しておく。角度付のマルチユニット・アバットメントを使う場合は、ノンエンゲージ角度付アバットメントを使用し、隣在するインプラントとスプリントしたトランスファージグを製作しておき、傾斜方向が狂わないように注意して固定する必要がある（図5-9）。

無歯顎症例

　マルチユニット・アバットメントは、マニュアルトルクレンチとマシンドライバー・マルチユニット用（角度なし）、マシンドライバー・ユニグリップ（角度付）でインプラントに固定する。締め付けトルクは、ストレートは35Ncm、角度付は15Ncmである。後日にアバットメント交換する可能性がある場合は、15Ncmで締める。最終的にアバットメントがインプラントに正しく適合しているかX線写真で確認する（図5-13）。

　以上の作業が終了したら、暫間ブリッジを装着し、マニュアルで付属のスクリューにて固定する。サージカルテンプレートを撤去した後、暫間ブリッジを連結するまでにあまり長い時間放置すると、インプラント周囲の軟組織が収縮して、上部構造が連結できなくなることがあるので注意を要する。時間がかかる場合は、オプションの歯肉プラグで軟組織を保持すると良い。

　暫間ブリッジが装着されたら咬合調整を行う。暫間ブリッジは、咬頭嵌合位で垂直圧だけが加わるような咬合を付与する必要がある。もし、正しく適合しない場合は、暫間ブリッジを切断して、即時重合レジンで固定すると良い。

　All-on-4では、4本のうち、前歯部2本はマルチユニットストレート、後方はノンエンゲージマルチユニット角度付でトランスファージグを用い装着する。暫間補綴物の4本のテンポラリー・シリンダーのうち、後方の1本だけはテンポラリー・シリンダーが入る部分を孔にしておき、口腔内に装着した状態で即時重合レジンにて連結する（図5-14）。一度取り外し、研磨してから口腔内に装着する。付属するスクリューをマニュアルで締める（図5-15）。

　なお、ノンエンゲージ・マルチユニット・アバットメントの場合は、最終補綴時にはエンゲージタイプの角度付アバットメントに変更するのが望ましい。All-on-4の暫間補綴物は、最終補綴物装着までは前歯犬歯間のみで咬合させるのが基本である。

部分欠損症例

　アバットメントをインプラントに連結し、両者が正しく適合していることをX線写真で確認する。暫間ブリッジを装着固定して咬合を調整する（図5-16～18）。

単独歯欠損症例

　暫間補綴物の製作には、アバットメントを装着し、その上に暫間クラウンを装着する方法が一般的である。単独歯欠損インプラント補綴の咬合についてはさまざまな意見があるが、インプラント埋入直後はいっさい咬合圧を加えず、審美的なスペーサーとして用いるのがもっとも安全な方法と言えよう。安全のために咬頭嵌合位で対合歯との間に1mm程度のスペースを確保するのが良い。

暫間ブリッジの装着

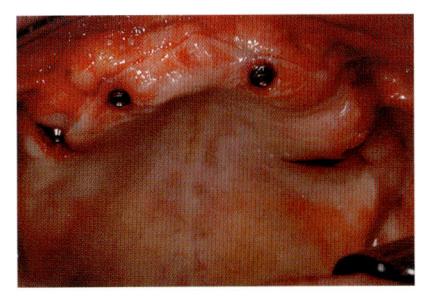

図5-13 All-on-4：マルチユニット・アバットメントを装着したガイディッド・サージェリー直後の口腔内。

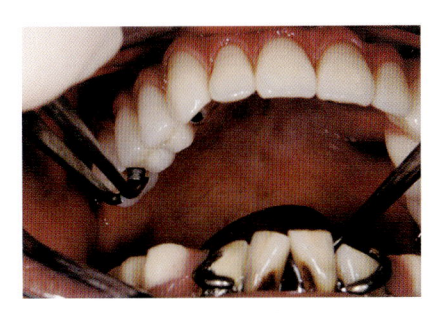

図5-14 All-on-4：テンポラリー・シリンダーの後方1本を口腔内で即時重合レジンにて連結する。

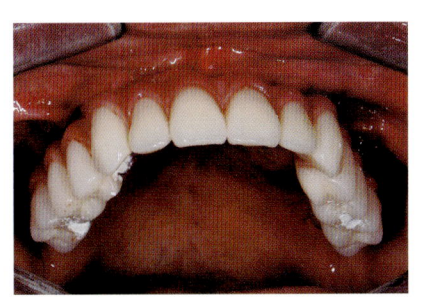

図5-15 口腔内に装着した補綴物、テンポラリー・シリンダーをマニュアルで付属のスクリューにて固定し、スクリューホールを仮封する。

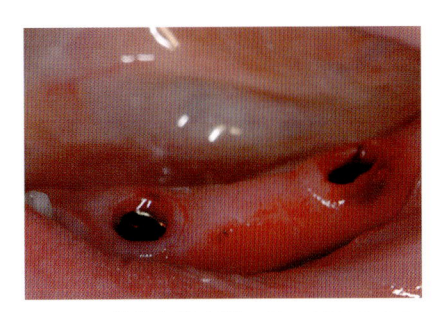

図5-16 部分欠損症例：サージカルテンプレートを撤去した直後。

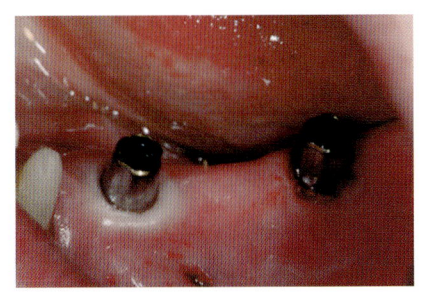

図5-17 部分欠損症例：イージーアバットメントの連結、必ず適合をX線写真で確認する。

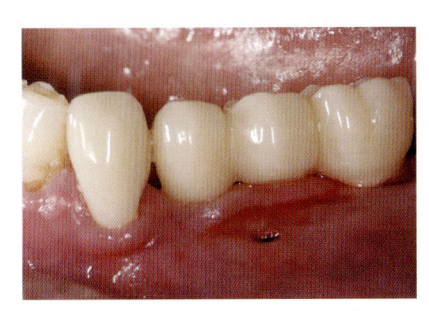

図5-18 部分欠損症例：口腔内に装着した暫間補綴物、イージーアバットメントの場合は仮着セメントを完全に除去する。

5章 補綴作業

最終補綴物

　埋入直後、インプラントは骨に物理的に強固に固定されるが、即時荷重下ではその後インプラント周囲骨の吸収と添加が進み、2～3ヵ月で緩みは頂点に達する。そして、再び固定力を増し、埋入後約6ヵ月で初期のオッセオインテグレーションを獲得する。上部構造の連結はインプラントに対し、トラウマが発生するのを避けられないので、インプラント埋入直後に暫間ブリッジを連結し、その後6ヵ月間はインプラントにいっさいストレスを加えないようにする必要がある。

　6ヵ月後にオッセオインテグレーションが達成された段階で最終補綴物を製作する（図5-19、20）。ここまでくればアバットメントの連結、印象、最終補綴物の連結によるストレスに対しても十分に耐えることができる。最終補綴物の製作法は歯科医師の望む方法でよく、特定の方法はない。

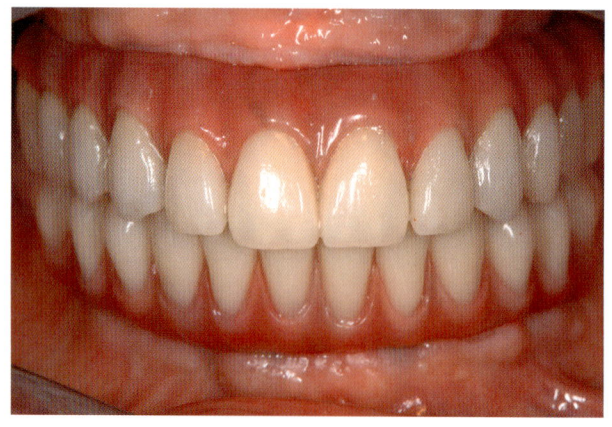

図5-19　上・下顎最終補綴物装着後。

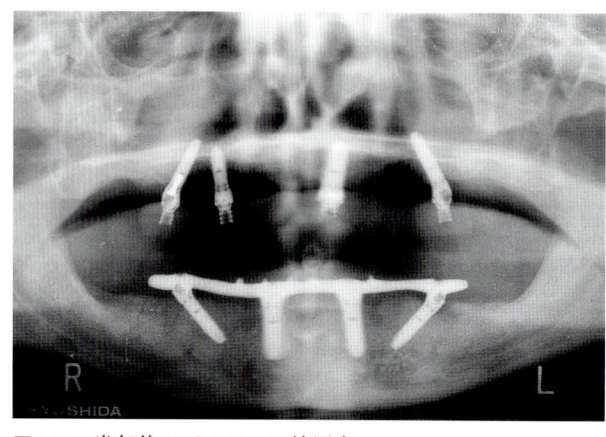

図5-20　半年後のパノラマX線写真。

5章　補綴作業
Teeth-in-an-Hour™

　Teeth-in-one-Hour™はNobel Biocare社の登録商標で、ガイディッド・サージェリーの直後にプロセラ・インプラント・ブリッジを連結する方法である。インプラント埋入当日に最終補綴物が装着されるため治療時間が劇的に短縮できるとして、一部の米国の歯科医師に強く支持されている（**参考資料**：Nobel Biocare社　ノーベルガイド・コンセプトマニュアル）。

　サージカルテンプレートから製作した作業模型上で最終補綴物を製作する。インプラント埋入時の締め込み具合により埋入されたインプラントの高さが微妙に狂うことが想定される。これが上部構造の適合に影響することが考えられる。これを修正するためにガイディッド・アバットメントが開発されている。

　このアバットメントの頭部は2パーツから作られており、スクリューを回転させることで、上方のパーツがインプラントに適合している下方のパーツから浮き上がる構造になっている（図5-21）。このため、インプラントの埋入位置に上下的な狂いを生じても、上部構造とアバットメントを精密に適合させることができる。ガイディッド・アバットメントは35Ncmのトルクでインプラントに連結する。

適応症

　即時荷重の要件を満たす連結可能な部分欠損症例から無歯顎症例までが対象となる。インプラント軸の最大角度がおおむね20°を超える場合、このガイディッド・アバットメントは使えない。

補綴物製作

　作業模型中のインプラントレプリカに、

（1）ガイディッド・ラボラトリー・アバットメント（ガイディッド・アバットメントのレプリカ）を乗せ、
（2）ガイディッド・チタン・テンポラリー・コーピング（プロセラ・インプラント・ブリッジをインプラントに連結するスクリューシリンダーとなる、図5-22）を、
（3）ガイドピンでユニグリップ・スクリュードライバーを使用して連結する。

　最終補綴物の形態を参考にしながら、固定したガイディッド・チタン・テンポラリー・コーピング（2）を補強する形の将来的なメタルフレームの形態をレジンで製作する（図5-23）。石膏模型とこのレジンのレプリカを、所定の設備をそろえた歯科技工所に送り、スキャンデータをNobel Biocare社の工場に送ることによって（認可後は）削り出しのワンピース・プロセラチタン・インプラント・ブリッジのメタルフレームが製作される（図5-24）。数週間後に届いたら、各歯科技工所でレジン系もしくはチタンになじみの良いセラミック系の材料で完成する（図5-25）。

口腔内装着

　歯科技工所から届いた補綴物のインプラント側に接続する孔にガイディッド・アバットメントを本数分装着する。カチッと入るところまで、すべてのアバットメントを挿入しておく（図5-26）。NobelGuideの埋入手術が終わって、サージカルテンプレートが撤去されたら、手指圧および咬合力を用いて、インプラントヘッドにガイディッド・アバットメントの下部が適合するところまで挿入する。咬合を確認して問題なければ、ガイディッド・アバットメントをマニュアルでバランスよく締める。最終的に、35Ncmのトルクでインプラントに連結する（図5-27、28）。アクセスホールは、仮のシール材などで封鎖して

おく。

1ヵ月ほど様子を見て再度咬合をチェックし、スクリューの緩みを確認し問題なければアクセスホールを光重合レジンなどでシールする。

このプロセラ・インプラント・ブリッジ、ガイディッド・アバットメントは、遠くない将来日本でも臨床に使えるようになるであろう。

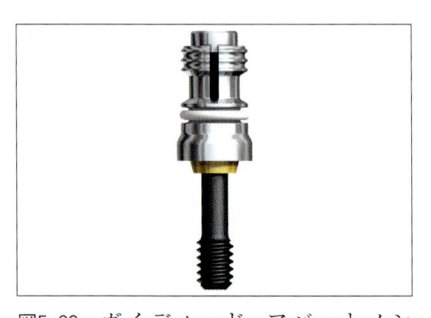

図5-22 ガイディッド・アバットメント：2パーツに分かれており、インプラントヘッドに下部が密着し、上部が開いてシリンダーに固定される。0.4mmの上下幅で適合する（Nobel Biocare社提供）。

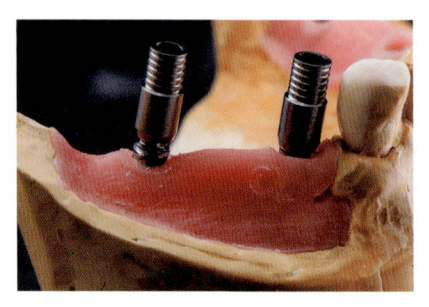

図5-23 ガイディッド・チタン・テンポラリー・コーピング：インプラントレプリカの上にガイディッド・ラボラトリー・アバットメントを介して連結する。プロセラ・インプラント・ブリッジの製作に使用する。

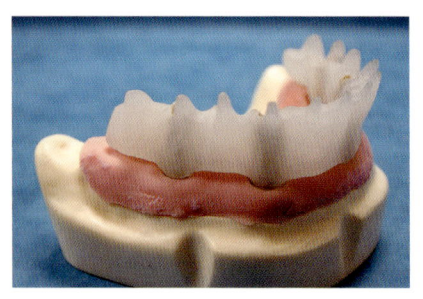

図5-24 ガイディッド・チタン・テンポラリー・コーピングの上に製作したメタルフレームの形態のレジンフレーム（Nobel Biocare社提供）。

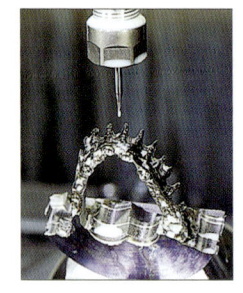

図5-25 Nobel Biocare社の工場でプロセラ・インプラント・ブリッジのチタンブロックを削り出している様子（Nobel Biocare社提供）。

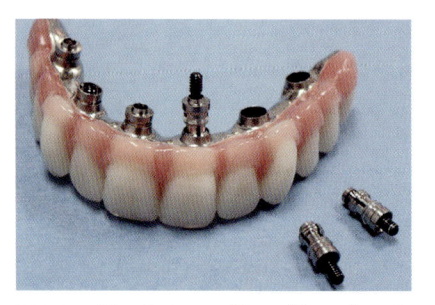

図5-26 Teeth-in-an-Hour™のプロセラ・インプラント・ブリッジ、右側に見えるのはガイディッド・アバットメント（Nobel Biocare社提供）。

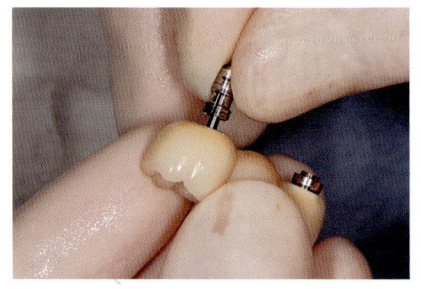

図5-27 口腔内装着時、補綴物の下部からガイディッド・アバットメントを所定の位置に挿入する。

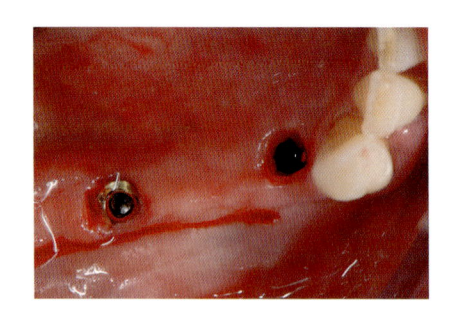

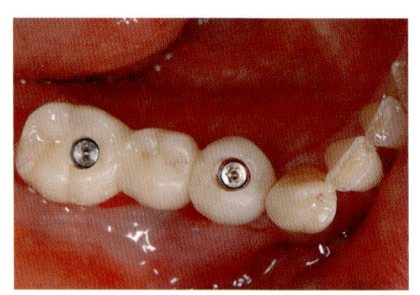

| 図5-28 | 図5-29 |

図5-28 サージカルテンプレートを取り外した直後の右下顎臼歯部欠損。

図5-29 口腔内装着したところ。インプラントヘッドにガイディッド・アバットメントの下部が適合するように適合させて、ドライバー・ユニグリップで締める。装着後はX線で適合の確認を行う。

6章

臨床報告

6章 臨床報告

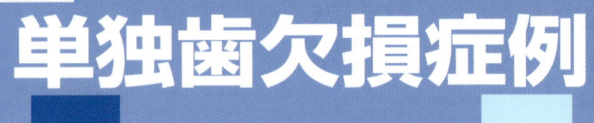

単独歯欠損症例

患者データ

年齢、性別：41歳、女性

初診：　2006年9月（図6-3-1〜3）

主訴：　上顎左側中切歯が折れた。インプラント治療希望。

全身疾患：とくに問題なし

口腔外診査：リップライン―普通。

口腔内診査：欠損なし、歯周状態は良好。右側中切歯はメタルボンド、近心に凹み。

咬合関係：とくに問題なし。

診断

上中切歯破折（骨縁下）、保存不能。

治療計画

抜歯、インプラント支持による固定性補綴物の予定でインプラント診断を行い、抜歯、インプラント埋入のタイミングについて検討した。

唇側の歯槽骨の状態：ほぼ裂開はない状態、歯根は縁下1〜2mm（近心部）まで破折。

歯肉ライン：右側中切歯とほぼ同じライン。

歯肉タイプ：厚い。

欠損予定部空隙：ほぼ反対側同名歯と同じ。

感染について：歯根の状況から、ただちに感染する可能性は低いと診断。

治療方針

NobelGuideによる抜歯即時埋入・即時機能。

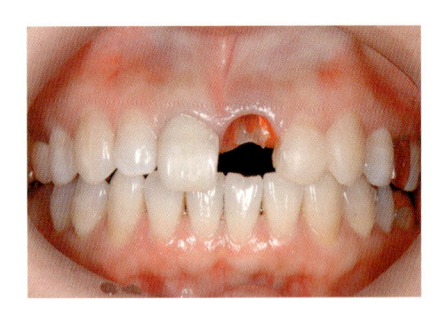

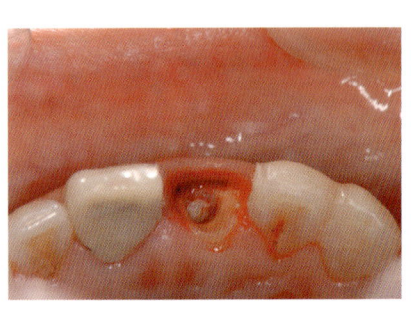

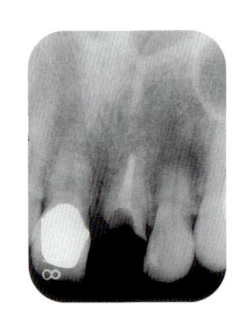

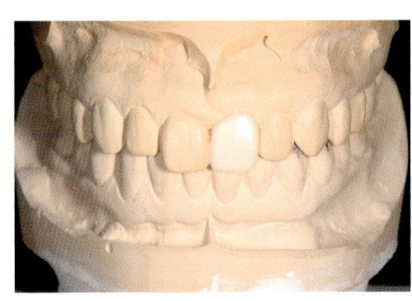

| 図6-1-1 | 図6-1-2 |

図6-1-1　初診時の前方面観。右上中切歯はメタルボンド、近心コンタクト部が凹んでいる。

図6-1-2　同日のデンタルX線写真。根尖部歯根肥大が見える。感染病巣はない。

| 図6-1-3 | 図6-1-4 |

図6-1-3　同日咬合面観。唇側骨縁下中央部1mm、近心2mmまで破折している。

図6-1-4　治療予定のワックスアップ。歯冠形態はスクエアタイプ。咬合関係も特に問題はない。

単独歯欠損症例

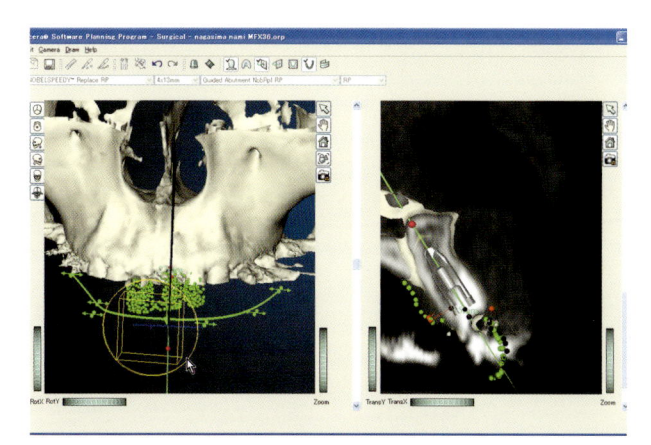

図6-1-5 インプラント埋入予定軸と垂直断のスライス面を合わせるため、Edit Reslice Curve機能を使用。

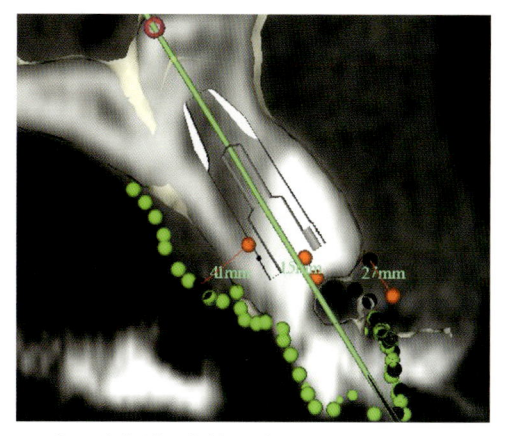

図6-1-6 右の垂直断の状態で計画の位置を実際の模型に移行するための計測を行う。

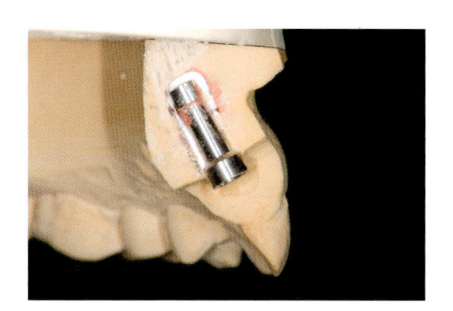

図6-1-7 インプラント軸で模型を切断し、先ほどの数値と画像を見ながら模型上でインプラントレプリカを埋め込む。

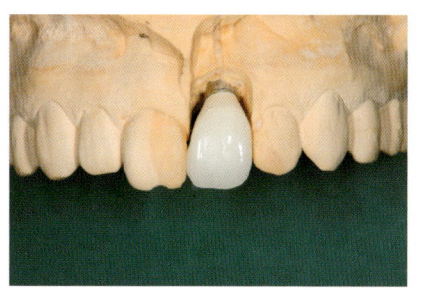

図6-1-8 その位置で製作したカスタム・テンポラリー・アバットメントと暫間クラウン。解剖学的条件を考慮したアバットメント形態の最終調整が必要である。

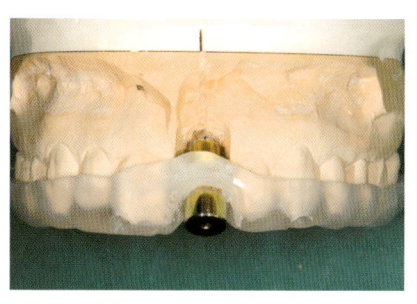

図6-1-9 ガイディッド・シリンダー・ウィズ・ピンでサージカルテンプレートにシリンダーを位置づける。

治療経過

初診
同日、破折片の除去。上部は隣接歯保持の暫間補綴とし、感染防止と歯肉の増殖を意図し、歯根表面を削合した。

ハイブリッド法
唇側歯槽骨の保存には、ガイディッド・サージェリーを早期に行うことが必要だったためハイブリッド法を選択。

CT撮影
患者の来院の都合により、ラジオグラフィックガイドは製作しなかった。

バーチャル・プランニング
プロセラ・ソフトウェア上で最適な埋入位置を決定した。埋入予定インプラント軸と垂直断の平面が同じではなかったため、Edit Reslice Curve機能を利用してインプラントの軸を通る平面を右画面に表示し、基準となる部位からインプラントの位置、方向を計測し、プリントアウトして歯科技工所に渡した。

補綴作業
診断用ワックスアップ（図6-1-4）を行い、バーチャル・プランニング（図6-1-5、6）を基にした作業模型上で暫間補綴物の製作（図6-1-7、8）を行った。アバットメントはリプレイスセレクト用のチタン製テンポラリー・アバットメントに超硬質レジンを用いてカスタムタイプのテンポラリー・アバットメントを製作した。その後、ガイディッド・シリンダー・ウィズ・ピンを用いサージカルテンプレートを製作した（図6-1-9）。

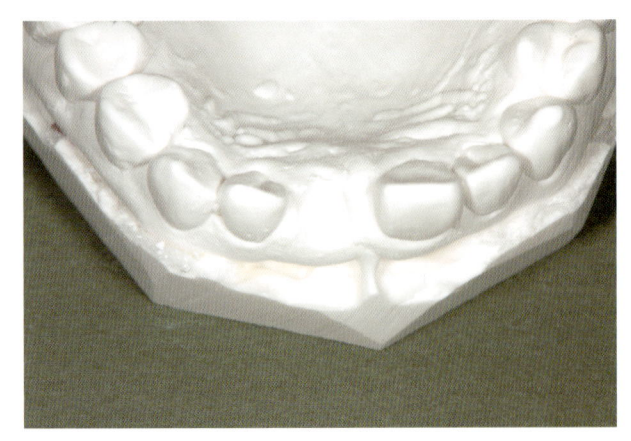

6章 臨床報告

図6-1-10　別の石膏模型。インプラントからの立ち上がりの最終調整を行う。

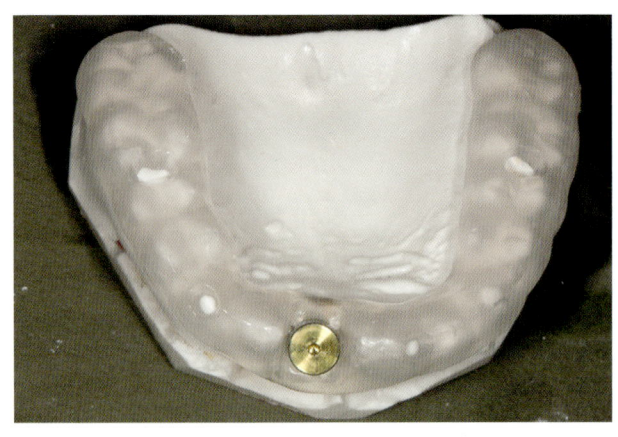

図6-1-11　まず、サージカルテンプレートを介してインプラントレプリカを埋め込む。

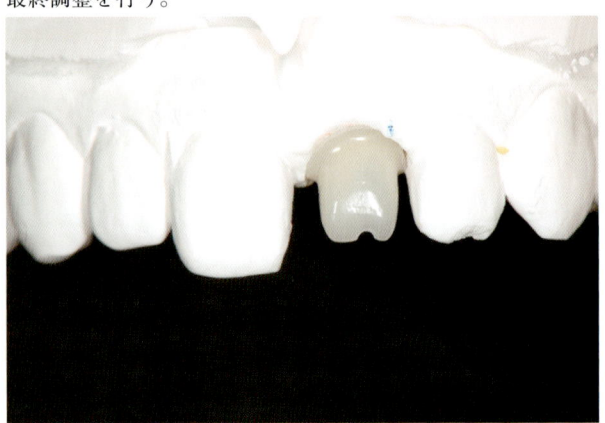

図6-1-12　インプラントレプリカから歯肉縁までの立ち上がりを削合してアバットメントの形態を微調整する。

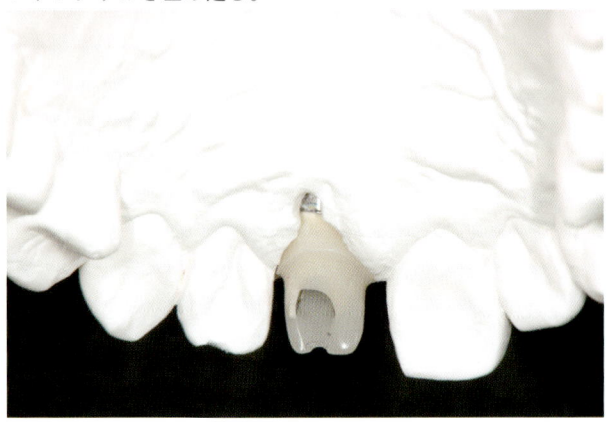

図6-1-13　舌側には適合性をチェックする切れ込みを入れておく。感染防止のため歯肉縁にぴったりと合わせる。

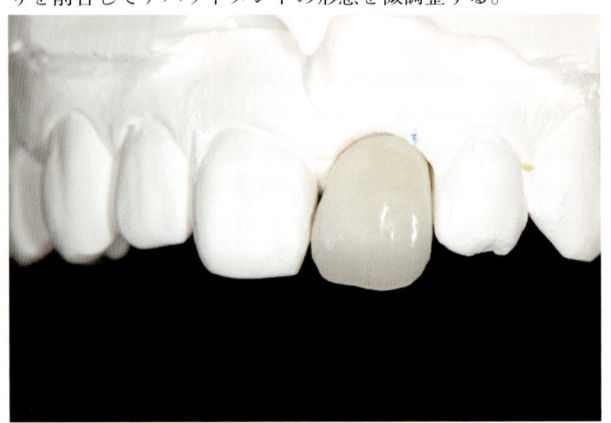

図6-1-14　対合歯とのクリアランスを1mm程度とるために、暫間クラウンも最終調整する。

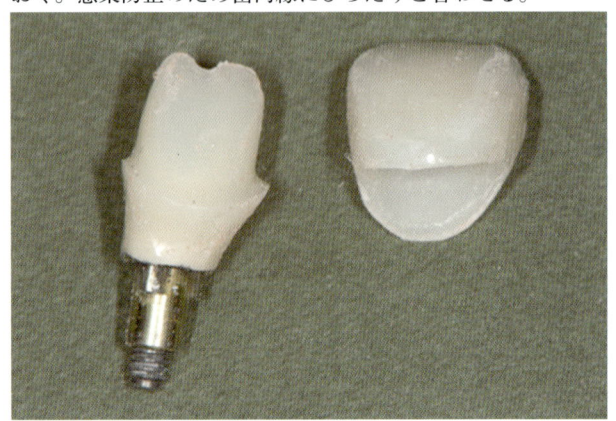

図6-1-15　カスタム・テンポラリー・アバットメントと暫間クラウン。研磨、洗浄、消毒を行う。

　インプラントヘッドから歯肉縁までの立ち上がり形態を最終的に調整するために、別模型にサージカルテンプレートを装着し、歯肉縁を壊さないように孔をあけインプラントレプリカを固定した。臨床的に最適と考えられる形態に立ち上がり部分の石膏を形態修正した（図6-1-10〜15）。

ガイディッド・サージェリー

　手術は初診から3週間後に行った。唇側歯肉が増殖しており、感染は見られなかった。抜歯時に歯槽骨をできるだけ傷つけないためにピエゾ・サージェリーを用いた。サージカルテンプレートとガイディッド外科用キットを用いて即時埋入（図6-1-16〜22）を行った。

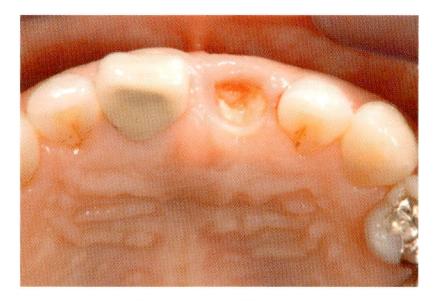

図6-1-16 ガイディッド・サージェリー時の歯根の状態。感染はなく、唇側歯肉が増殖している。

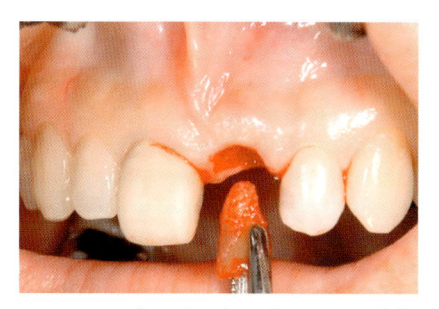

図6-1-17 ピエゾ・サージェリーで歯根を分割し、周囲骨を保存して抜歯。歯槽骨の吸収はほとんど見られなかった。

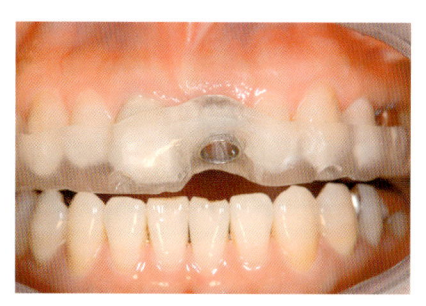

図6-1-18 サージカルテンプレートの装着。インスペクション・ウィンドウで適合を確認。

図6-1-19 スタートドリルは必要なかった。抜歯窩に影響されない安定したドリリングが可能であった。

図6-1-20 トライ・チャンネルを模型と一致させる位置に、ガイディッド・スリーブに接するまでに合わせる。

図6-1-21 マニュアルで、35Ncmまで最終的に締め付ける。

図6-1-22 埋入直後の状態。予定どおりの位置に埋入されている。トライ・チャンネルが合っているか再度確認。もし、合っていない場合はもう一度サージカルテンプレートとインプラントマウントを装着して修正すること。

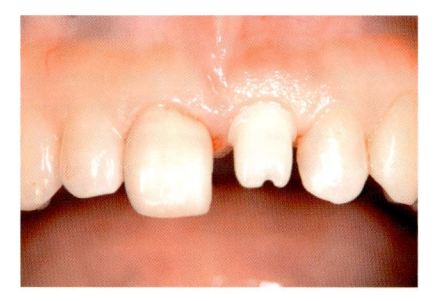

図6-1-23 アバットメント連結時。模型と同じくぴったりと歯肉マージンとの適合が達成されており、隙間がない。

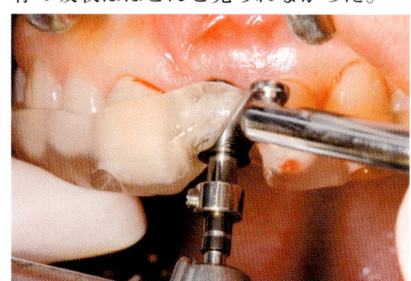

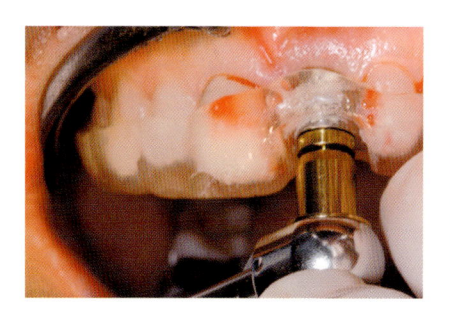

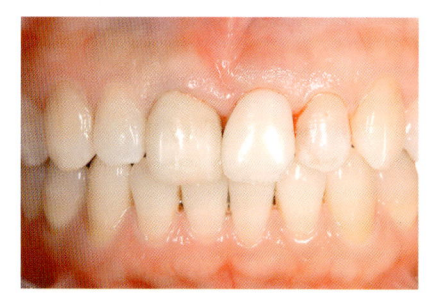

図6-1-24 ガイディッド・サージェリー当日。暫間クラウンを装着したところ。

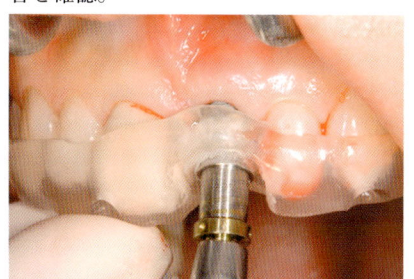

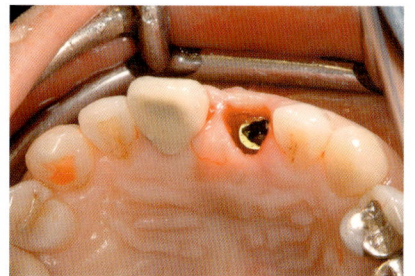

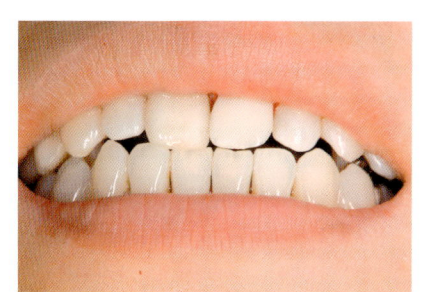

図6-1-25 咬合位、前方運動、側方運動で十分なクリアランスがあることを確認。

作業模型上で設定したリプレイスのトライ・チャンネルの位置にマニュアルで合わせた。唇側骨との間に1mm程度の間隙ができた。

補綴物装着（即時機能）

インプラント周囲が血餅で満たされたのを確認し、準備しておいたテンポラリー・アバットメントを装着した。歯肉縁とアバットメントに良好な適合が得られた。アバットメントのマージンは歯肉縁上に設定した。暫間クラウンは口腔内で咬合干渉を起こさないように1mmのクリアランスを設け、仮着剤を用い装着した（図6-1-23～25）。

6章 臨床報告

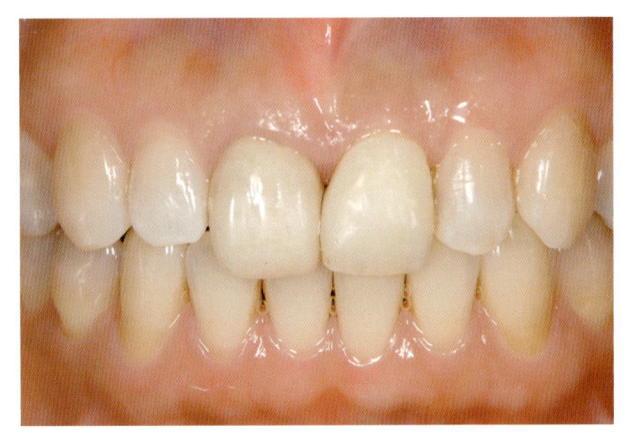

図6-1-26　術後8日目の状態、暫間クラウン表面にコンポジットレジンを用い色を調整。着脱はしない。

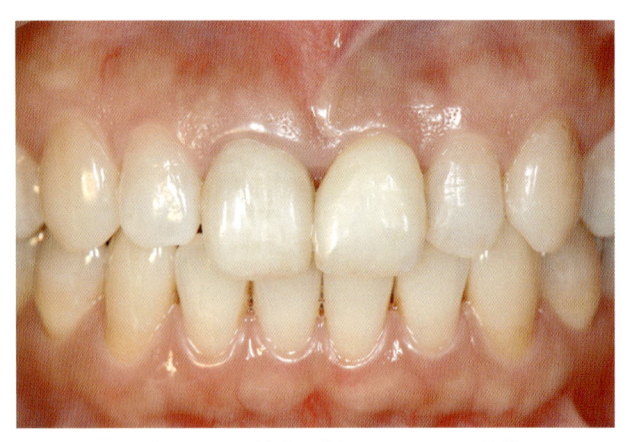

図6-1-27　術後45日目の状態。暫間クラウンの状態。ほとんど歯肉ラインの変化は見られない。

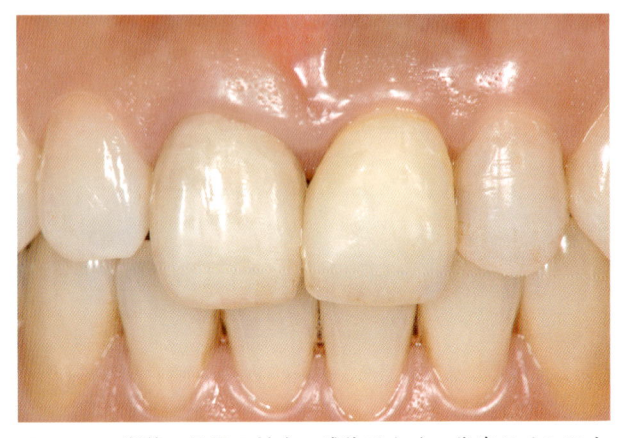

図6-1-28　術後45日目の拡大。感染はなく、歯肉ラインにも大きな変化はない。表面にコンポジットレジンを薄く塗布した即時重合レジン製暫間クラウン。今後歯肉形態の変化を観察し、問題がなければ最終補綴物製作時に隣接歯肉形態の調整を行う予定である。

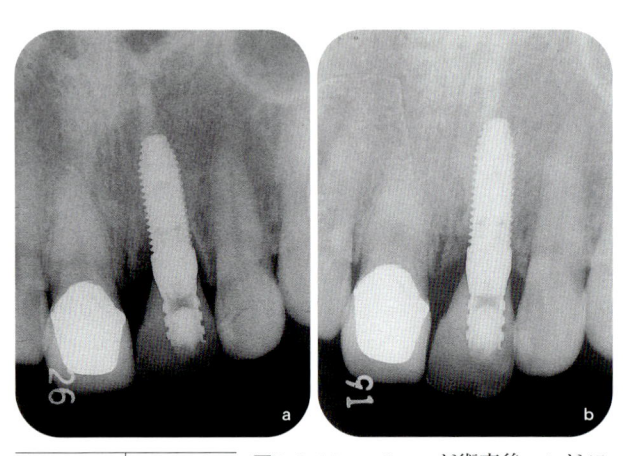

| 図6-1-29-a | 図6-1-29-b |

図6-1-29-a、b　aが術直後、bが45日後の状態。順調な骨の成長が見られる。

術後経過

翌日は痛み、腫脹がほとんどなく問題はなかった。ブラッシング指導を術後8日後から行った。痛みなくブラシを当てることが可能であった(図6-1-26)。45日後(図6-1-27、28)経過観察を行っているが、とくに変化はなく、症状もなく良好に経過している。

X線による評価

インプラント周囲に順調な骨の再生が認められる(図6-1-29)。補綴は術後6ヵ月に行う予定。現在のところソフトティシューマネージメントは計画していない。変化なく経過すれば、最終アバットメントの形態で、隣接歯肉形態の最終調整を行う予定。

まとめ

　本症例は、審美部位の単独歯欠損においてNobelGuideを使用して、抜歯即時埋入、即時補綴、いわゆる即時機能を行った。

　抜歯即時埋入におけるNobelGuideの利点は二つある。一つは、予定どおりの位置に埋入できることにある。抜歯即時埋入を行うにあたって診断どおりの位置に埋入することは、これまでほとんど困難であったといっても良い。抜歯窩と骨との抵抗の違いによりドリリング、とくにインプラント埋入時に抜歯窩の方へインプラント体が傾斜しがちであった。

　もう一つの大きな利点は、抜歯窩から歯肉縁までのスペースに対して、カスタムアバットメントを事前に製作することが可能なことである。抜歯窩は、歯肉縁に適合したカスタムアバットメントにより閉鎖されて口腔内から遮断され、血餅で満たされる。これまでは、最終的なインプラントの的確な位置を事前に知ることができないため、適合の良いアバットメントの装着が難しかった。NobelGuideは、抜歯即時埋入に付きまとう技術的な問題点を解決することができるテクニックであると考える。

　NobelGuideを使用して抜歯即時埋入、即時機能を行うための基準は、十分な骨が唇側に残されていること。35Ncm以上のトルクが達成されていること、歯肉縁に適合するカスタムアバットメントや暫間補綴物が製作されていることである。抜歯操作時に唇側骨に破壊しないことは基本である。

　本症例は、歯根破折を起こしながらも浅い位置だったために、唇側骨の吸収はまだ起こっておらず、歯槽骨も比較的厚みのあるタイプであった。歯肉ラインは反対側と同じかわずかながら下がっており、通法のインプラント埋入法であれば、唇側歯肉が下がることが想定され、審美的に問題が起こる可能性が高いと考えられるケースであったが、低侵襲でのインプラント埋入、補綴による周囲歯肉形態の保存を期待して、NobelGuideによるガイディッド・サージェリーを選択した。今回は、最短でガイディッド・サージェリーが可能なハイブリッド法を用いたが、インプラント体の位置を精密に模型に移行させるためには、担当歯科技工士との連携が重要である。本症例では、抜歯即時埋入直後に装着するインプラントアバットメントのインプラントヘッド部からマージンまでの立ち上がり形態は、マージン部は歯肉にやや圧をかけ適合させ、マージンより下はややアンダー気味に設定した。暫間クラウンのマージンは歯肉縁上に設定した。どのような形態が適正であるかについては、依然研究の余地がある。

　審美部位の単独歯欠損の審美性の達成や長期安定性、最適なインプラントの埋入位置、アバットメントの形態は近年の大きなトピックであり議論はまだ続いている。抜歯即時埋入におけるNobelGuideの使用は、これまでになく画期的であり、長期的な審美性をどのくらい維持できるかには、十分な研究はまだない。しかしながら低侵襲なこの方法の予後は期待できるものであろうと考える。今後の経過を観察し報告したい。

6章 臨床報告

部分欠損症例

患者データ

年齢、性別：64歳、女性
初診：2006年2月（図6-2-1、2）
主訴：上顎前歯暫間ブリッジが折れた。見た目も気に入らない。噛めない。
治療希望：インプラントによる固定性補綴物。
全身疾患：高血圧。
投薬：降圧剤服用中。
口腔外診査：口角にしわ。顔貌から咬合高径低位が疑われた。
口腔内診査：両側遊離端義歯の不適合、暫間ブリッジの破折。既存補綴物の不適合。
歯周組織検査：中等度の歯周病、2|の動揺度2。
歯式　　　6 5 3 2 1 | 　 3 4 5 6 7
　　　　　　　 3 2 1 | 1 2 3

開口度：ガイディッド・サージェリーに問題ない十分な開口度があることを確認。
咬合関係：咬合誘導では安定した蝶番運動が再現できるが、補綴物による中心咬合位は不安定。
特記事項：外科処置に対する恐怖心が強い。家族に病人がいるため、できるだけ通院回数を少なくしてほしい。

診断

臼歯部咬合支持の喪失による咬合高径低下。それに伴う前歯部の審美障害、前歯部突き上げによる上顎前歯部暫間ブリッジの破折と 2|の過重負荷。

治療計画

適正な咬合高径回復を行うため、上顎は補綴物、下顎はインプラント支持の補綴物による咬合挙上と咬合支持の回復。

治療方針

上顎はプロビジョナル・レストレーション、下顎はNobelGuideのガイディッド・サージェリーによる暫間補綴での即時荷重。治癒期間後、最終補綴物製作。

治療経過

初期治療（図6-2-3、4）

根管治療、歯周治療を行い、顎位の診断を行った。咬合挙上が必要と診断し、咬合挙上を予定した診断用ワックスアップの製作を行い、顔貌に対する上顎前歯部の審美性を確認した。

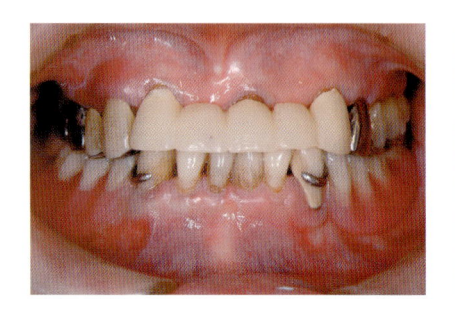

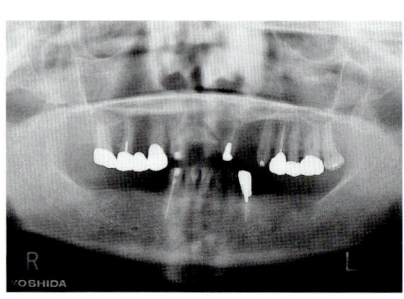

| 図6-2-1 | 図6-2-2 |

図6-2-1　初診の状態。下顎は低位で臼歯部義歯は咬合していない。

図6-2-2　初診時のパノラマX線写真。前後的すれ違い咬合直前と言える。

104

部分欠損症例

図6-2-3　下顎の咬合面観。左右側にインプラント埋入が必要。

図6-2-4　咬合高径を挙上し、上顎のプロビジョナル・レストレーションを製作するため、ゼロホビーシステムを使用。

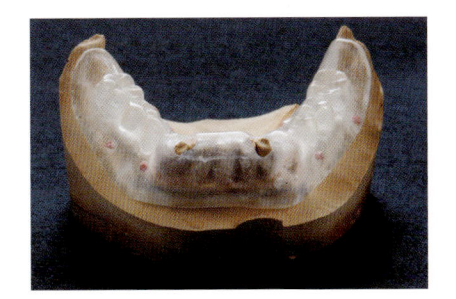

図6-2-5　ワックスアップから製作したラジオグラフィックガイド。

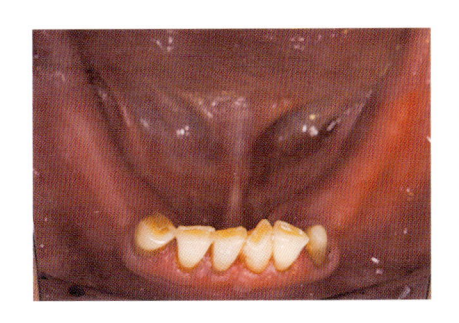

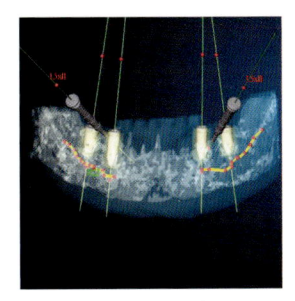

図6-2-6　バーチャル・プランニング。パノラマ像上では、はっきりしない下歯槽管（ライン部）は上位にあり、長いインプラントの埋入は困難であった。

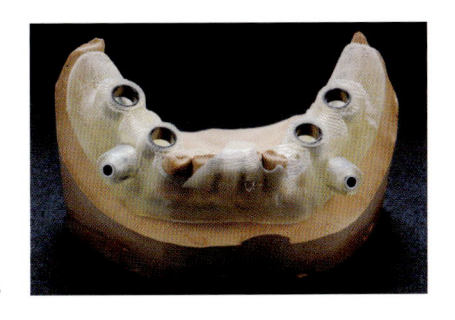

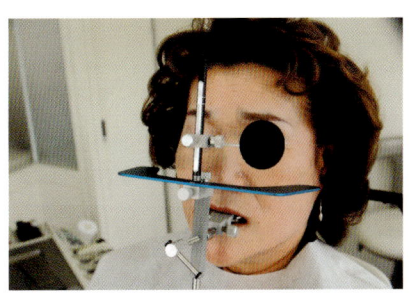

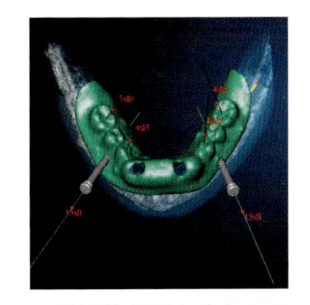

図6-2-7　開口量が不十分なので、インプラント軸を前方に少々傾斜させた。インプラント軸は咬合面窩に設定する。サージカルテンプレートをソフトウェア上で確認後、発注。

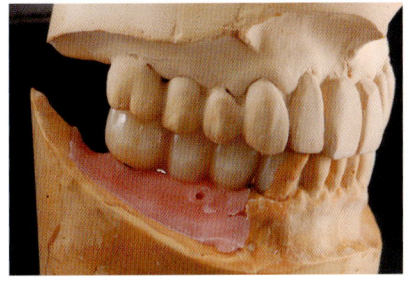

図6-2-8　スウェーデン本社から届いたサージカル・テンプレート。作業模型を製作。6 4|4 6 予定。

図6-2-9　対合歯がプロビジョナル・レストレーションに替わったため、新しく咬合採得を行い左右の暫間補綴物を製作。

診断用ワックスアップの製作

咬合挙上を前提とした、上下診断用ワックスアップの製作を行った。上顎は前歯ブリッジと臼歯部補綴、下顎はインプラント支持による暫間補綴物のワックスアップを行った。

上顎プロビジョナル・レストレーションの装着

上顎プロビジョナルレストレーショをガイディッド・サージェリーに先立って装着し、咬合挙上を行った。ガイディッド・サージェリーまでの間、下顎義歯で咬合支持を確保し、顎関節、周囲筋肉の適応を観察した。

コンピュータ・ベース法

診断用ワックスアップからラジオグラフィックガイドを製作し（図6-2-5）CT撮影を行った。CT撮影、バーチャル・プランニング（図6-2-6、7）を行った。計画作成後、患者に説明し同意を得て、サージカルテンプレートをプロセラ・ソフトウェア上から発注した。

補綴作業

約2週間後届いたサージカルテンプレートを用いて作業模型を製作。患者の口腔内で咬合採得を行い、咬合器にマウントした。同模型上で左右の暫間補綴物の製作（図6-2-8、9）を行った。左側はイージーアバットメント上に、右側はガイディッド・アバットメントを使用した。同時に、同咬合器上でサージカルテンプレート上にサージカル・インデックスを製作した。

6章 臨床報告

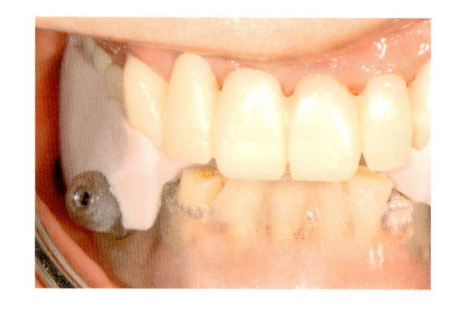

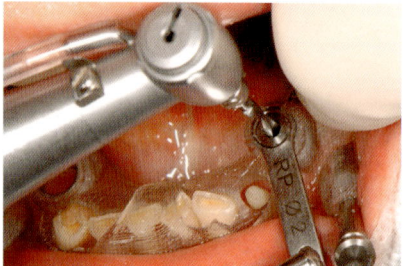

図6-2-10 | 図6-2-11

図6-2-10　サージカル・インデックスで固定後、アンカーピンを装着。

図6-2-11　RP-φ2mmのガイディッド・ドリルガイドを使用して、2mmのガイディッド・ツイストドリルでドリリング。

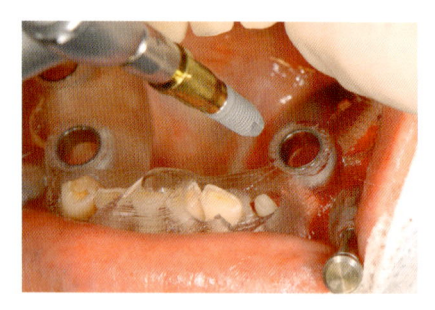

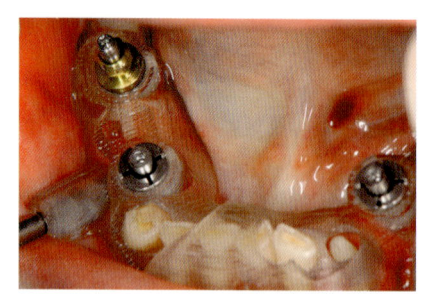

図6-2-12 | 図6-2-13

図6-2-12　埋入は4̅にまず1本埋入、次に4̅に埋入して、バランスよく締め込み、テンポラリー・アバットメントを装着。

図6-2-13　両側4本の埋入が終わったところ。前方はテンポラリー・アバットメント、後方はインプラントマウント。

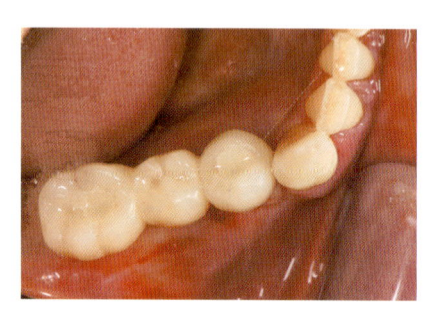

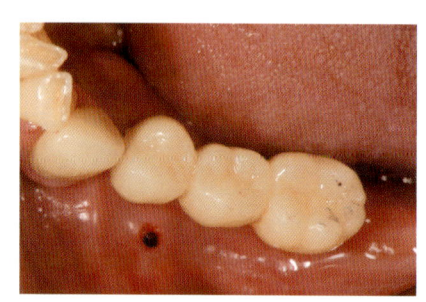

図6-2-14 | 図6-2-15

図6-2-14　ガイディッド・サージェリー。暫間補綴物装着後の下顎右側咬合面観。

図6-2-15　ガイディッド・サージェリー。暫間補綴物装着後の下顎左側咬合面観。アンカーピン部の出血はすぐ止まる。

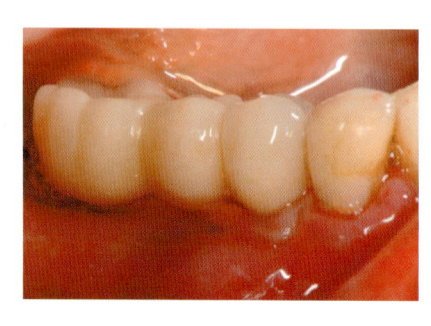

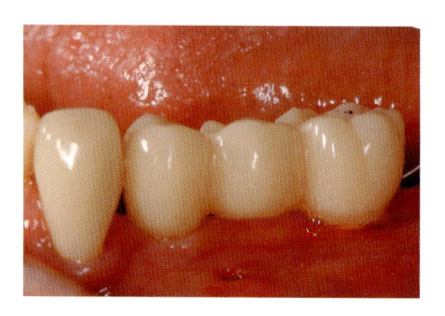

図6-2-16 | 図6-2-17

図6-2-16　同下顎右側頬側面観。暫間補綴物。もう少し歯頸部の形態はしぼり込んだほうがよかったかもしれない。

図6-2-17　同下顎左側頬側面観。暫間補綴物。側方ガイダンスは天然歯での犬歯誘導とし、臼歯部はディスクルージョンとする。

ガイディッド・サージェリー

マニュアルどおりの手順で行った(図6-2-10〜13)。

補綴物装着

手術直後に補綴物装着を行い(図6-2-14〜18)即時荷重を行った。右側はスクリュー補綴、左側はイージーアバットメント上にセメント合着した。

術後経過

手術翌日、痛み、腫れはなく、術後1週間経過してからブラッシングを開始した。

経過観察中に、暫間補綴物の破折、アバットメントの緩みを経験した。咬合高径挙上による問題は生じなかった。

最終補綴

介護のため、患者の通院が難しくなり、予定よりも1ヵ月早く最終補綴物を製作し、装着した(図6-2-19〜21)。

部分欠損症例

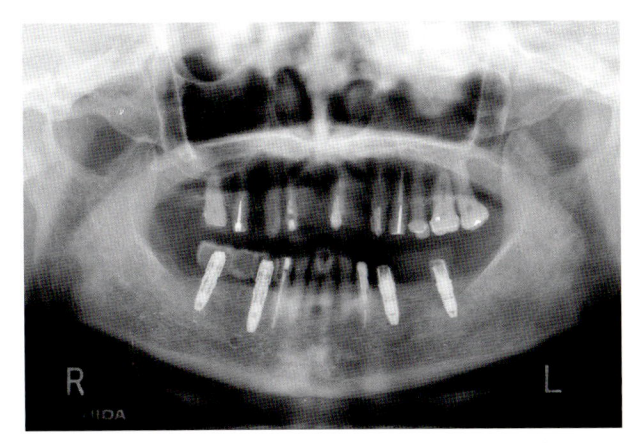

図6-2-18 ガイディッド・サージェリー、暫間補綴後のパノラマX線写真。

図6-2-19 最終補綴物の正面観。インプラント埋入により臼歯部に安定した咬合支持を得た。

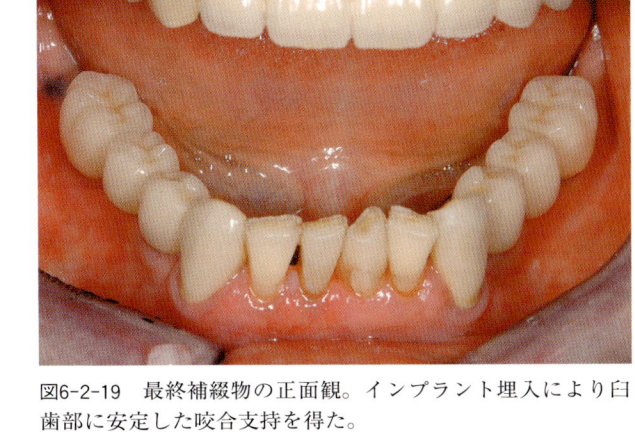

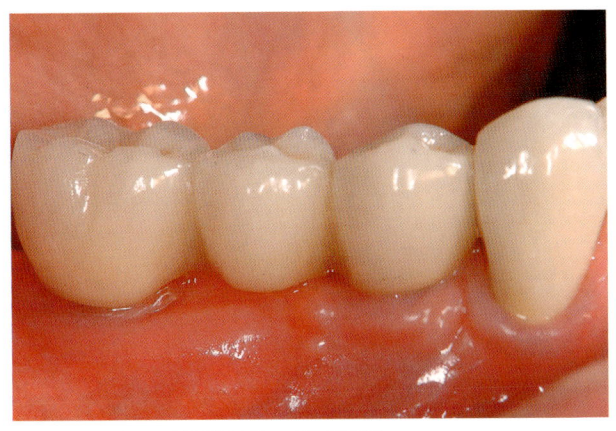

図6-2-20 右下最終補綴物の頰側面観。

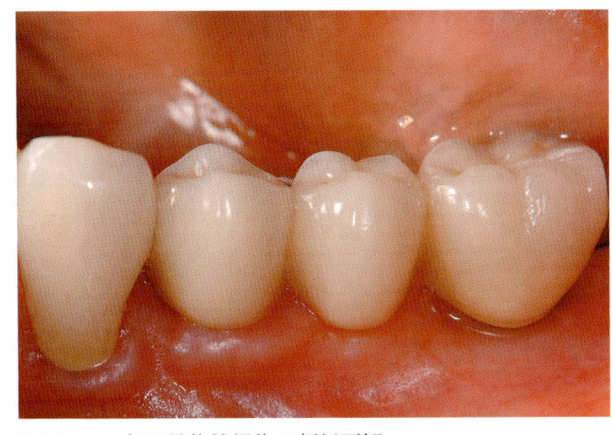

図6-2-21 左下最終補綴物の頰側面観。

| 図6-2-22-a | 図6-2-22-b |
| 図6-2-22-c | 図6-2-22-d |

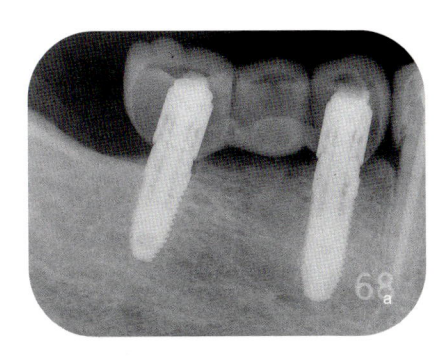

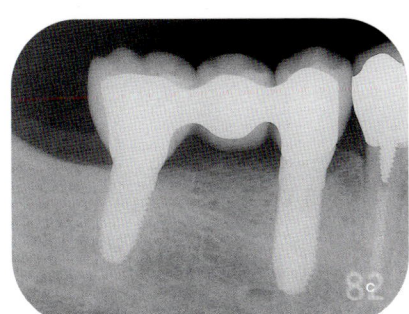

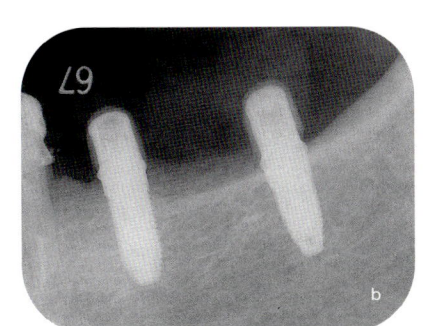

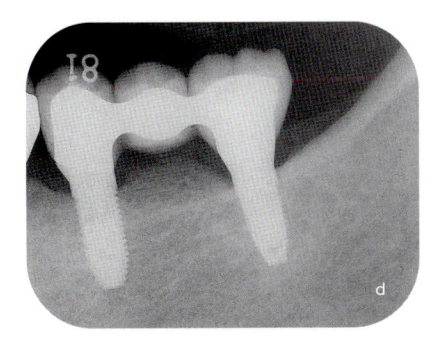

図6-2-22-a〜d　a、bが手術当日、c、dが7ヵ月後のデンタルX線写真。機能力が加わり、骨のリモデリングが進んでいる。

107

X線写真による評価

術後と7ヵ月後のデンタルX線写真を示した（図6-2-22）。左下歯槽頂が細かったので、インプラントを深く埋入した。しかし、周囲の細い歯槽骨が吸収し、リモデリングが起こって望ましい状態になった。臨床症状なし。暫間補綴物の破折とアバットメントの緩みが、インプラントヘッド周囲の骨に何らかの影響を与えた可能性は否定できない。臨床的には問題のない状態と考える。

まとめ

本症例は、すれ違い咬合直前の両側臼歯部欠損に対してNobelGuideを使用し、即時荷重を行った。

本症例のように咬合支持を失った症例では、インプラント治療は咬合崩壊を回避するために有効な手段である。しかしながら従来法のインプラント治療を適応させようとすると、治癒期間中の咬合支持が大きな問題となってくる。当院では従来、このような症例に暫間義歯を使用していたが、その製作、装着、修理調整に多大な時間を費やしていた。また、確実な咬合支持が得られないのも術後の暫間義歯の特徴である。この症例では、咬合支持を確保しなければ上顎前歯にトラブルが起きるのは必至であった。

さらに患者は全身的な問題として、高血圧症を有していた。そのためか、患者はインプラント治療は受けたいものの、外科処置はできるだけ避けたいという葛藤の中にあった。NobelGuideという手法を使うことにより、インプラント治療を受けることができた。

プロセラ・ソフトウェア上での診断では、下歯槽管が上位にあり、十分な長さのインプラント体を選択できなかった。アンカーピン、インプラントを配置して最終的に2本支台のブリッジタイプの設計とした。長さ、またブリッジタイプであるという条件での咬合支持の即時荷重については、直線的なインプラントの配置による側方力など不安もあったが、7ヵ月経過した時点では、臨床的にはまったく問題がない。

問題点としては、即時荷重の場合、歯肉縁上マージンの設定が重要であるという情報伝達が不十分であったため、左側ではセメントの除去に苦労した。また、暫間補綴物の破折、アバットメント部の緩みを経験した。アバットメントの締め付けトルクを20Ncmにしていたが、もう少し高いトルクで連結しておく必要があったかもしれない。連結と破折、どちらが先に起こったのかは判定できないが、過剰な咬合力がかかったことは間違いない。この過剰な咬合力をコントロールするためには、患者への指導、咬合面形態の工夫、適切なアバットメントの選択、適切な暫間補綴物の材料選択が重要と考える。感染などの問題を考えると、アバットメントが緩むのはたいへん問題である。この点から着力点が低く、セメントを使用しないマルチユニット・アバットメントが望ましかったと考える。

また、このような2本支台のブリッジは直線的な構造になり、咬合力による側方力の影響を受けやすい。結果的には、現在のところ問題がないが、即時荷重と2本支台のインプラントブリッジの予後についてさらに経過観察を続けたい。

6章 臨床報告
無歯顎症例

患者データ

年齢、性別：64歳、男性

初診：2005年9月（図6-3-1、2）

主訴：あちこちの歯が痛くて食事ができない。

治療希望：インプラント支台固定性上部構造。

全身状態：軽度の貧血、胃弱、疲れやすい。

喫煙：－

口腔外診査：リップライン―低位。

口腔内診査：歯周病、う蝕、歯根破折による骨吸収像多数。歯肉の炎症、歯槽膿瘍多数。

歯式　　　$\frac{6532|23}{76432|23456}$

咬合関係：臼歯部咬合支持喪失により咬合高径の低下。顎関節症状はとくになし。

治療計画

　疼痛の除去、炎症のコントロールを行い上顎総義歯装着、$\overline{3\,2|2\,3}$を残し部分床義歯を装着して顎位を適正と思われる位置に安定させる。6ヵ月後にインプラント診断を行い、治療計画を決定した。

　インプラント診断では、骨移植、骨造成、上顎洞挙上などの前処置が必要ないか、インプラントの埋入本数、補綴の方法について検討した。

治療方針

　上顎は、NobelGuideによるAll-on-4。下顎は骨整形が必要なため、通法のフラップ挙上のAll-on-4による即時荷重とした。

| 図6-3-1 | 図6-3-2 |

図6-3-1　初診時、正面観。ほとんどの補綴物が不適合、二次う蝕。臼歯部咬合はなく義歯も使用していなかった。

図6-3-2　初診時のパノラマX線写真。あちこちに歯根破折、根尖病巣が観察できる。

| 図6-3-3 | 図6-3-4 |

図6-3-3　抜歯後の状態。顎堤のボリュームは十分のように見える。

図6-3-4　抜歯5ヵ月後のパノラマX線写真。骨の再生が進んでいないことがわかる。

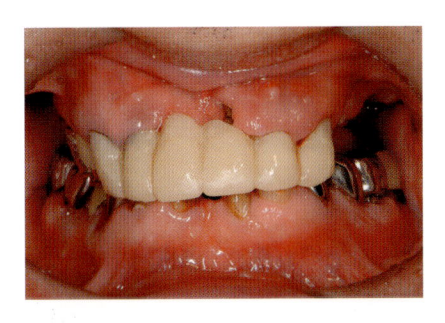

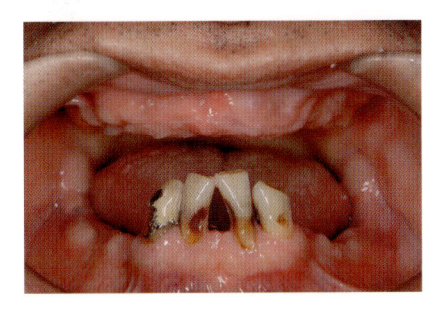

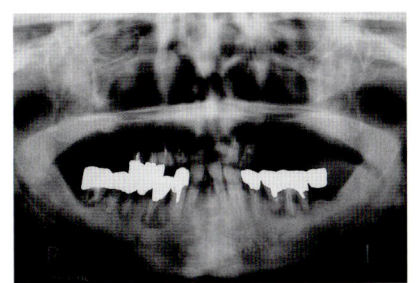

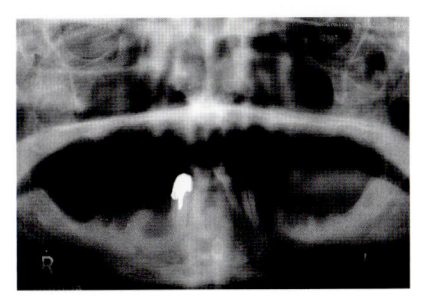

6章 臨床報告

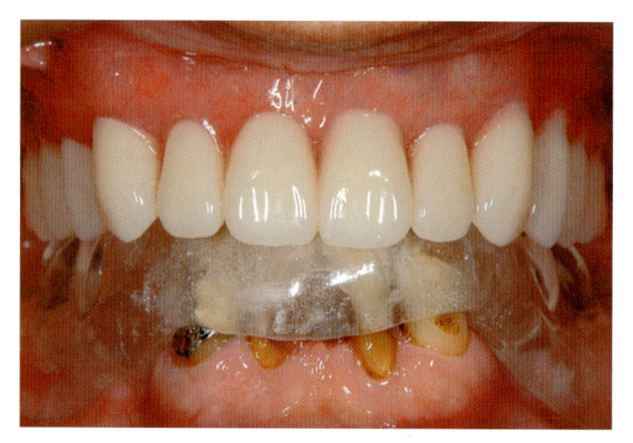

図6-3-5 上下ラジオグラフィックガイドの試適。上顎はこのまま暫間義歯として使用。

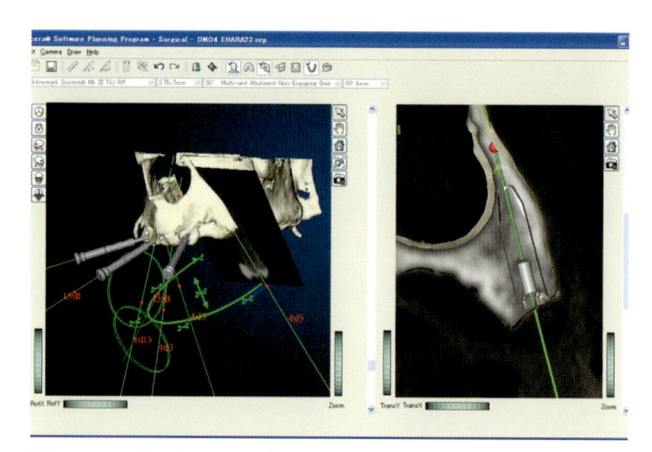

図6-3-6 バーチャル・プランニング、Edit Reslice Curveを使って後方の角度付のインプラント軸での骨断面像を右のウィンドウに表示しながらバーチャル・プランニングを行った。

図6-3-7 | 図6-3-8

図6-3-7 三次元画像の骨は、インプラント補綴が不可能と思えるような状態であった。そこで、All-on-4のバーチャル・プランニングの経験を積んだCMクリニックのNobelGuide担当医師の助言を得て最終的にAll-on-4の計画を決定した。

図6-3-8 マルチユニットをソフトウェア上で確認できる。角度付はインプラント体を回転させて、スクリューホールとの関係を決定する。スクリューホールの位置は、十分な長さを確保するため歯列の中に設定するが、咬頭、とくに機能咬頭を避ける。

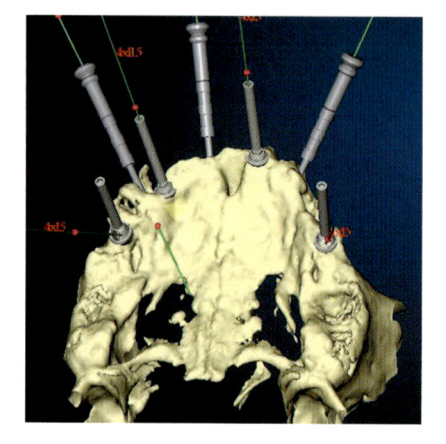

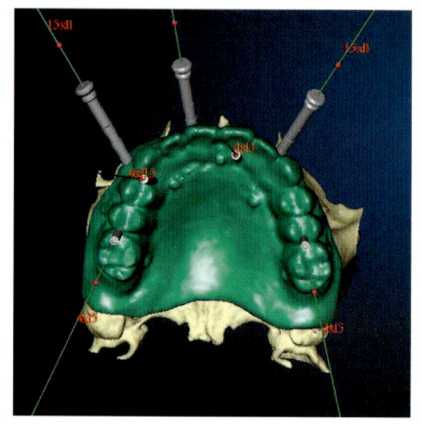

治療経過

初期治療

炎症のコントロールのため、6 5 3 2|2 3 抜歯（図6-3-3、4）、7 6 4|4 5 6 抜歯後上顎総義歯、下顎部分義歯装着。

コンピュータ・ベース法（図6-3-5～8）

抜歯から7ヵ月経過後にパノラマX線を撮影したが、多数の抜歯窩の治癒の状態は不明瞭で、CT撮影を行うことにした。

CT撮影

診断用ワックスアップを行い、義歯タイプのラジオグラフィックガイドを製作し、ダブルスキャン法によるCT撮影を行った。ラジオグラフィックガイドは、審美性、咬合高径の確認のための暫間義歯として患者に装着させた。

バーチャル・プランニング

三次元画像で観察すると、口腔内からの視診とは違い、抜歯後の治癒が進んでおらず、頬側の皮質骨がほとんど吸収していた。NobelGuideによるAll-on-4の治療計画を多数行っているCMクリニックのCT担当医師Dr. Armando Lopesに相談し最終的にNobelGuideによるAll-on-4の治療計画を作成した。患者に説明し同意を得てプロセラ・ソフトウェア上からサージカルテンプレートを発注した。

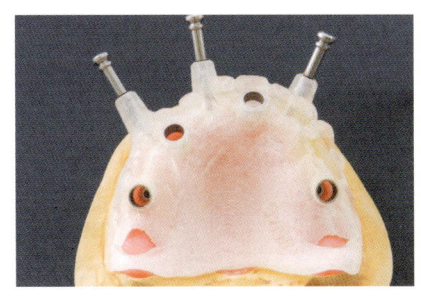

図6-3-9　送られてきたサージカルテンプレート。後方部の切れ込みは後方の角度を付けて埋入予定のインプラントのガイディッド・スリーブ研磨時に削合されたもの。作業模型を製作する。

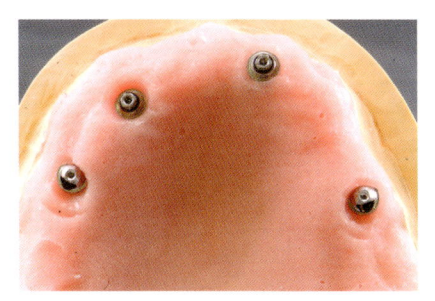

図6-3-10　予定どおりの位置にマルチユニット角度なしとノンエンゲージマルチユニット角度付を装着した模型。

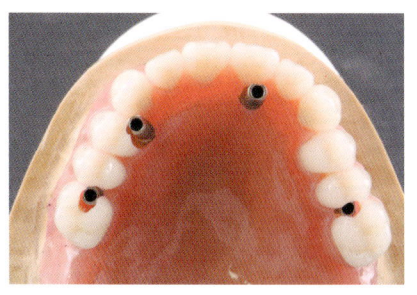

図6-3-11　暫間補綴物製作過程。インプラント上のテンポラリー・シリンダーの位置を削合しレジンで付着するところ。プランニングと同じように仕上がっていることがわかる。

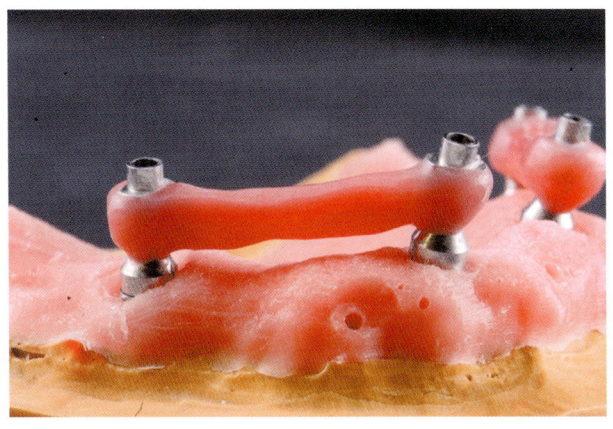

図6-3-12　トランスファージグを模型上で製作。角度なしには印象用コーピング、角度付は付属のコーピングを使用。

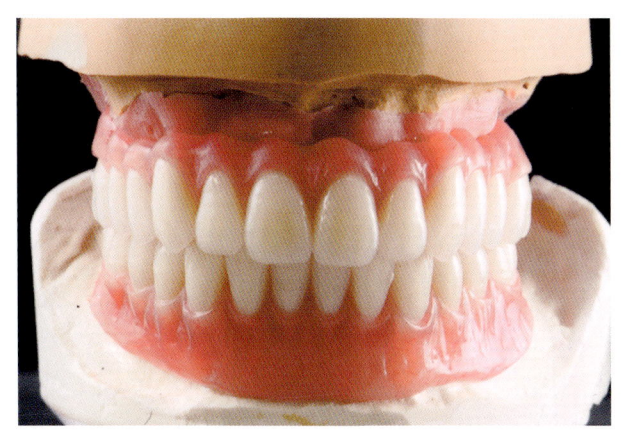

図6-3-13　製作された暫間補綴物。下顎は床部を手術当日に削除する。

補綴作業

　約2週間後に届いたサージカルテンプレートから作業模型を製作。患者の装着しているラジオグラフィックガイド兼総義歯で同模型を咬合器にマウント後、上下のAll-on-4の補綴物を製作した。上顎は作業模型上でバーチャル・プランニングに基づいて前歯部にマルチユニット角度なし、臼歯部の2本にノンエンゲージマルチユニット角度付を装着し、印象用コーピングを利用してトランスファージグを製作した。All-on-4のNobelGuideのマニュアルに従い、右側臼歯部のテンポラリー・シリンダーはレジン重合せずに、口腔内で装着できるようにしておいた（図6-3-9～13）。

6章 臨床報告

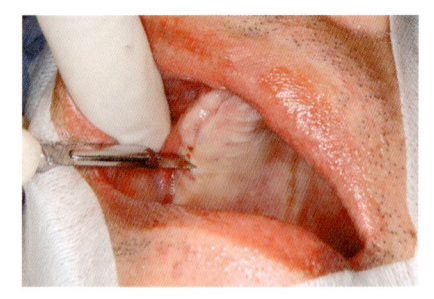

図6-3-14 ガイディッド・サージェリー。ガイディッド・スリーブの遠心部が内面に出ているため、同部歯肉をカット。

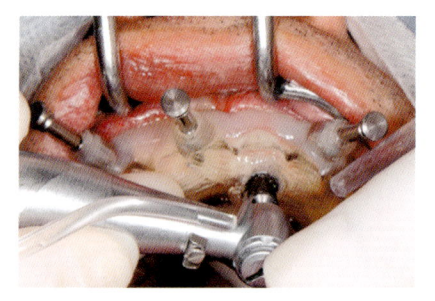

図6-3-15 アンカーピンを装着後、サージカル・インデックスを除去し、ガイディッド・スタートドリルから始める。まず1本目のみを埋入まで行う。

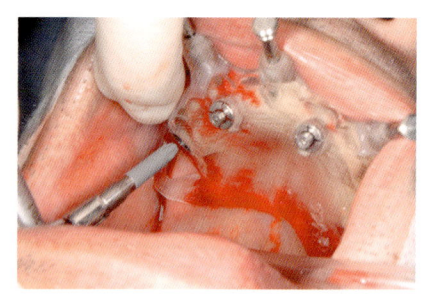

図6-3-16 3本目のインプラント埋入。

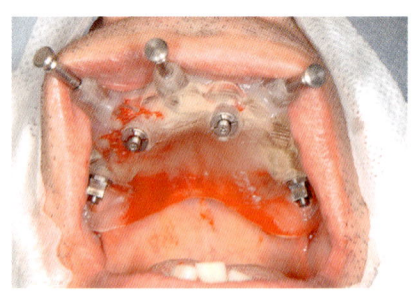

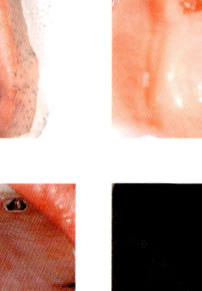

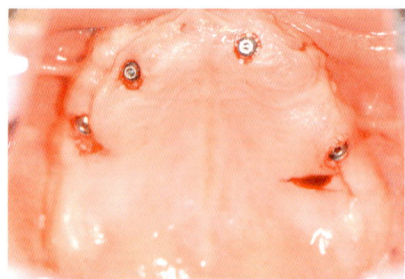

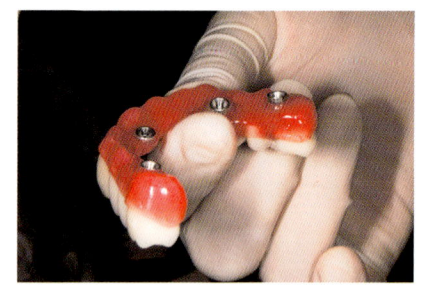

| 図6-3-17 | 図6-3-18 |

図6-3-17 4本の埋入が終わったところ。手術開始からここまで約30分。

図6-3-18 サージカルテンプレートを取り外した状態。出血はほとんど止まっている。

| 図6-3-19 | 図6-3-20 |

図6-3-19 口腔内で上顎右側の1ヵ所のテンポラリー・シリンダーを即時重合レジンで付与し、取り外して研磨する。

図6-3-20 口腔内装着時の状態。

ガイディッド・サージェリー

NobelGuideによるAll-on-4のガイディッド・サージェリーを行った。後方インプラント部のガイディッド・スリーブの遠心部がサージカルテンプレート内に出ていたため、同部の対応する歯肉を一部カットした。後方のインプラントは骨条件が悪かったので、ゾンデでドリリング後、骨の状態を触診したが問題なく計画どおりの位置にドリリングされていることが確認された。予定どおりの埋入トルクでインプラントを埋入した。

補綴作業（即時荷重）

用意した補綴物をスクリューで留め、右側の1本のテンポラリー・シリンダーを即時重合レジンにて固定した。硬化後、全体を取り外して研磨し、スクリューで装着した（図6-3-14～21）。翌日下顎のAll-on-4の手術を行った。

最終補綴物（図6-3-22）

術後6ヵ月後上顎最終補綴物製作のためのプロビジョナル・レストレーション、下顎プロセラ・インプラント・ブリッジを装着した。最終補綴物製作に際してノンエンゲージマルチユニット角度付を通常のマルチユニット角度付に変更した。

X線写真による評価（図6-3-23～25）

デンタルX線写真では、骨の状態に問題はない。臨床症状はとくになく、良好に経過している。

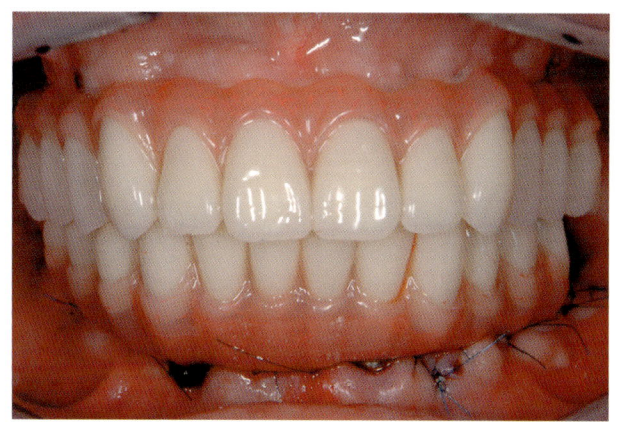

無歯顎症例

図6-3-21　ガイディッド・サージェリー翌日、下顎All-on-4の手術後の正面観。咬合は前歯のみでの接触にしている。

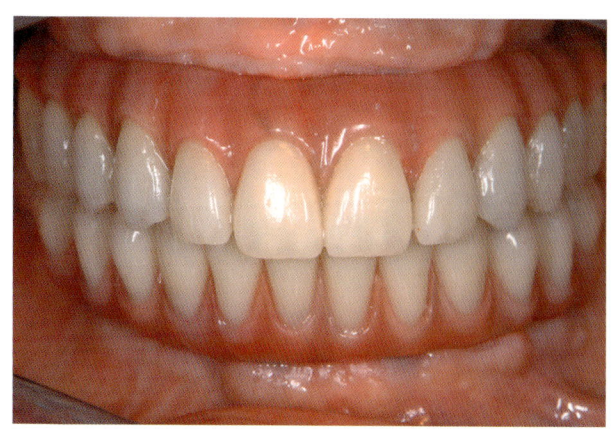

図6-3-22　上・下顎最終補綴物装着後。

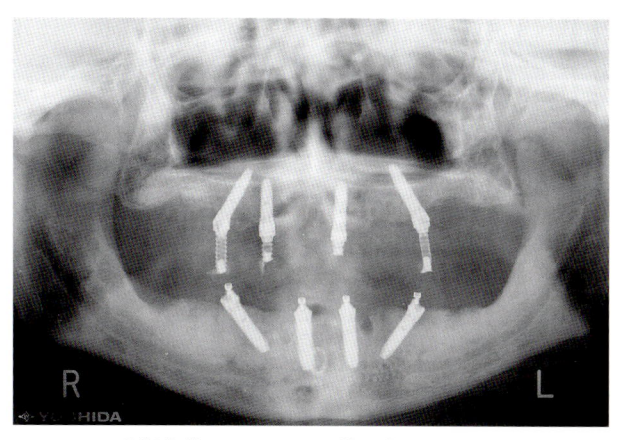

図6-3-23　手術直後のパノラマX線写真。

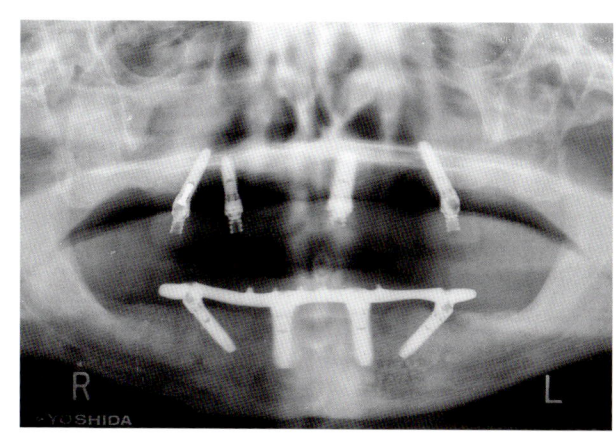

図6-3-24　半年後のパノラマX線写真。

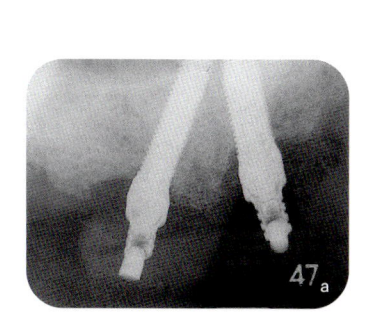

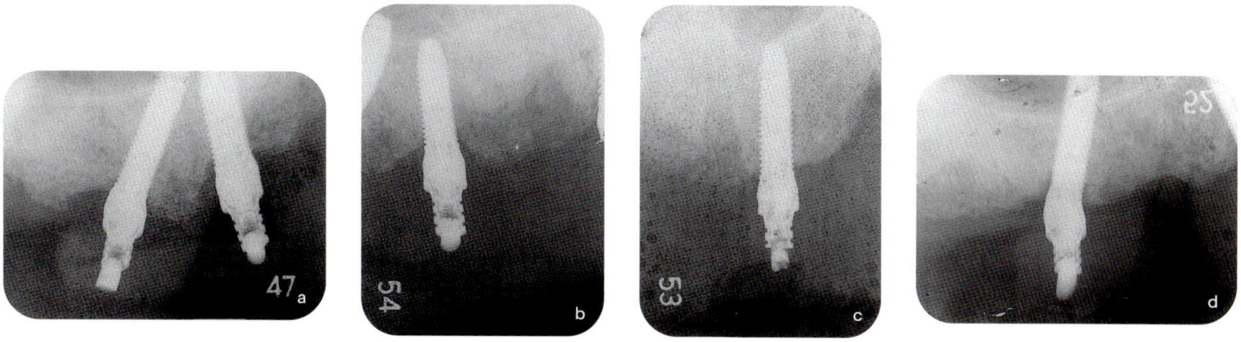

図6-3-25-a　図6-3-25-b　図6-3-25-c　図6-3-25-d　図6-3-25-a〜d　7ヵ月後のデンタルX線写真。骨の状態は問題ない。臨床症状はまったくない。

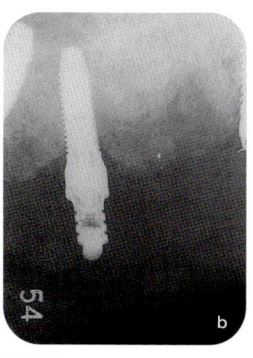

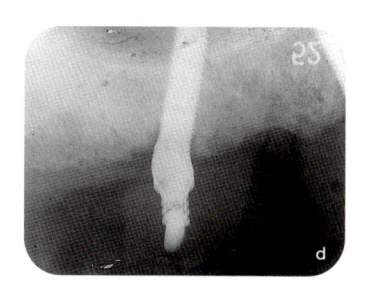

113

まとめ

　無歯顎の症例に対してNobelGuideによるAll-on-4の治療を行った。All-on-4は、これまで骨造成や上顎洞挙上が必要と思われていた症例に対し、上顎洞前方の骨を利用し、4本のインプラントを埋入することによりインプラント固定式の補綴物を可能とする画期的な方法である。しかしながら、その手術は、長いインプラントを上顎洞前壁近くに傾斜埋入するための方向性が難しかった。NobelGuideを用いれば、そのような問題は改善されるが、All-on-4に適用するには、いくつかの診断基準がある。まず、審美的に受け入れられること。歯肉とインプラント上部構造の境目が見えるのは良くない。通常All-on-4の場合は歯槽骨を調整し高さを減じることによりそのような問題を回避しているが、NobelGuideではフラップレス手術のため、歯槽骨の調整ができない。そのため、歯槽骨が十分吸収している症例か、吸収していなければリップラインが低く、歯槽部との境界部が見えない必要がある。さらに、構造体としての剛性の問題からあまり補綴物の厚みがとれない症例では、アクリリック・レジンの上部構造は破折しやすいため何らかの工夫が必要である。また、ドリリング時、対合歯と干渉する場合は難しい。対合歯の存在する下顎の場合は事前に十分な確認が必要である。咬合関係が下顎前突タイプなどのときも適応が難しい。残存歯がある場合でもNobelGuideによるAll-on-4は可能であるが、インプラント埋入部位と歯根の位置が無関係である場合に限られる。

　本症例では解剖学的条件が悪かったが、経験豊かな歯科医師の助言を受けNobelGuideによるAll-on-4の計画を立案することができた。All-on-4以外の治療法は骨造成なしには難しかった。この計画立案にはたいへん苦労したが、治療計画を決定しサージカルテンプレートの発注後は悩むことはなかった。ガイディッド・サージェリーで、スリーブにドリリングしてインプラントを埋入するだけであった。NobelGuideは治療計画の段階と手術の段階を完全に二つに分離することに成功したと言える。これは歯科医師のストレスを大幅に軽減するものである。

　All-on-4の生存率は[1,2]、1年で上顎の場合97.6%と報告されており、NobelSpeedy™ではさらに良い成績が報告されている。しかしながら、4本のうちの1本でも問題が生じたときは、補綴物に問題が生じやすい。今後経過を十分に観察していきたい。

　ガイディッド・サージェリーの所要時間は30分しかかからず、次の日の腫れ、痛み、出血もまったくなく、患者の喜びは大きかった。高年齢者にとっては、歯がないことは健康や社会生活に大きな問題を呈するが、いざインプラント治療をしようと思っても、従来の方法では治癒期間が長く、生活に対する負担も大きい。

　NobelGuideはこのような高年齢者には最適の、低侵襲で安全性の高い歓迎すべき治療法と考える。

引用文献

1. Maló P, Rangert B, Nobre M. All-on-4 immediate-function concept with Brånemark System implants for completely edentulous maxillae : A 1-year retrospective clinical study. Clin Implant Dent Relat Res 2005 ; 7 Suppl 1 : S88-94.

2. Maló P, Nobre Mde A, Petersson U, Wigren S. A pilot study of complete edentulous rehabilitation with immediate function using a new implant design : Case series. Clin Implant Dent Relat Res 2006 ; 8(4) : 223-232.

Appendix

インプラント治療に使用する器具は、外科、技工それぞれの段階において、インプラントのタイプ、太さ、長さにより違うものを使用しなければならない。NobelGuideを始めようとする歯科医師はまず、その関連製品の種類の多さと多様さに混乱するであろう。この付録は、ガイディッド・サージェリーを行うために必要な製品の購入ガイドである。

購入すべき製品について

購入すべき製品を知るためには、自分の使用するインプラントの種類、例えばブローネマルクシステムMKⅢやリプレイスセレクト・テーパードなどを決定することが重要である。次にプラットフォームや長さを決定する。それから、表やマニュアルを参考に必要な製品を選択されることをお勧めする。

ガイディッド・サージェリー関連製品

インプラントの種類ごとに専用のガイディッド外科用キットが用意されている。これと、ディスポーザブルのガイディッド・サージェリー専用のドリルを購入する。ドリル類はキットには含まれていない。また、ブローネマルクシステム・ガイディッド外科用キットでは、RP（レギュラー・プラットフォーム）以外のプラットフォームに対応する製品は含まれていない。同じくリプレイス・テーパード・ガイディッド外科用キットにはWP/6.0用の製品は含まれていない。これらのプラットフォームを使用予定であれば別に購入する必要がある。

一番良いのは、ガイディッド外科用キットのみを購入しておき、プロセラ・ソフトウェアからサージカルテンプレートを注文するときに、ディスポーザブルのバーなどを同時に注文する方法である。インプラント、アバットメントも同時に購入すると、安心である。

技工関連製品

技工でガイディッド・サージェリーに関して必要なものは、それぞれのインプラントの種類専用のガイディッド・シリンダー・ウィズ・ピンである。これとインプラントレプリカがあれば、手術後に装着する暫間補綴物を製作することができる。サージカルテンプレートにアンカーピンを適用した場合は外科用のものを借りるか、専用に購入する必要がある。

もしモデル・ベース法、ハイブリッド法でサージカルテンプレートを自分で製作する場合は、ガイディッド・スリーブも購入する。これもプラットフォームごとに違うので注意する。

Teeth-in-an-Hour™関連製品

技工関連製品の中にTeeth-in-an-Hour™の製品が混じっており、混乱しやすいので、一覧表で区別して示した。現在はガイディッド・アバットメントが未承認なので使用できない。

詳しくは、表を参照されたい。

表に示したインプラントの種類について

現在、NobelGuideの外科用キットには、ブローネマルクシステム用、リプレイス・テーパード用、リプレイス・ストレート用、ノーベルダイレクト用の4種類がある。参考のための表は、現在日本で認可発売されているブローネマルクシステム（表A-1）とリプレイス・テーパード（表A-2）の2つの種類について示した。購入製品選択の一助となれば幸いである。

Appendix

表A-1　ブローネマルクシステム

		Bmk N NP3.3 10, 11.5, 13, 15	Bmk R RP3.75 shorty, 8.5, 10, 11.5, 15, 18	Bmk R RP 4 shorty, 8.5, 10, 11.5, 15, 18	Bmk W WP 5 shorty, 8.5, 10, 11.5, 15, 18
インプラント直径					
インプラント長さ					
ガイディッド・サージェリー関連製品					
32306	ブローネマルクシステム・ガイディッド外科用キット ＊	◆	◆	◆	◆
32330	ブローネマルクシステム・ガイディッド外科用キットボックス				
32110	ブローネマルクシステム・外科用トルクレンチ				
29081	タップホルダー				
29149	手用ドライバー・ユニグリップ 28 mm				
29151	マシンドライバー・ユニグリップ 20 mm				
29167	補綴用トルクレンチ・アダプター				
29543	インプラント・スリーブ・ホルダー				
30909	ガイディッド・アンカーピン φ1.5mm				
32797	ガイディッド・ドリルガイド・キットボックス				
32813	ガイディッド・ドリルガイド用ハンドル				
32815	ガイディッド・ドリルガイドRP-φ 2 mm				
32818	ガイディッド・ドリルガイドRP-φ 2.8 mm				
32820	ガイディッド・ドリルガイドRP-φ 3 mm				
32822	ガイディッド・ドリルガイドRP-φ 3.2 mm				
32823	ガイディッド・ドリルガイドRP-φ 3.4 mm				
33132	ブローネマルクシステム・ガイディッド外科用キット・ウォールチャート				
ガイディッド・ドリルストップ類					
33085	ガイディッド・ドリルストップ・キット ☆	◆	◆	◆	◆
33063	ガイディッド・ドリルストップ φ 2 mm				
33064	ガイディッド・ドリルストップ φ 2.8 mm				
33075	ガイディッド・ドリルストップ φ 3 mm				
33077	ガイディッド・ドリルストップ φ 3.2 mm				
33078	ガイディッド・ドリルストップ φ 3.4 mm				
33080	ガイディッド・ドリルストップ φ 3.8 mm				
33081	ガイディッド・ドリルストップ φ 4.2 mm				
ドリル類　1回使用　ディスポーザブル					
33066	ガイディッド・ツイストドリル φ 1.5 mm × 20 mm	◆			
33113	ガイディッド・スタートドリル/カウンターボアー・ブローネマルクシステム RP	◆			
32736	Guided Start Drill/Counterbore Bmk Syst NP	◆			
32738	Guided Start Drill/Counterbore Bmk Syst RP		◆	◆	
32740	Guided Start Drill/Counterbore Bmk Syst WP				◆
32746	ガイディッド・ツイストドリル 2 ×（10＋）7-18 mm	◆	◆	◆	◆
32747	ガイディッド・ツイストドリル 2.8 ×（10＋）7-18 mm	◆	◆	◆	◆
32748	ガイディッド・ツイストドリル 3 ×（10＋）7-18 mm			◆	◆
32749	ガイディッド・ツイストドリル 3.2 ×（10＋）7-18 mm			◆	◆
32750	ガイディッド・ツイストドリル 3.4 ×（10＋）7-18 mm			◆	◆
32751	ガイディッド・ツイストドリル 3.8 ×（10＋）7-18 mm				◆
32752	ガイディッド・ツイストドリル 4.2 ×（10＋）7-18 mm				◆
32753	Guided Twist Drill 5 ×（10＋）7-18 mm				
33107	ガイディッド・ツイストドリル 2 ×（10＋）7-13 mm	◆	◆	◆	◆
33108	ガイディッド・ツイストドリル 2.8 ×（10＋）7-13 mm	◆	◆	◆	◆
33109	ガイディッド・ツイストドリル 3 ×（10＋）7-13 mm		◆	◆	◆
33115	ガイディッド・ツイストドリル 3.2 ×（10＋）7-13 mm			◆	◆
33117	ガイディッド・ツイストドリル 3.4 ×（10＋）7-13 mm			◆	◆
33118	ガイディッド・ツイストドリル 3.8 ×（10＋）7-13 mm				◆
33119	ガイディッド・ツイストドリル 4.2 ×（10＋）7-13 mm				◆
N/W用ガイディッド・サージェリー基本製品					
32802	Guided Template Abutment w Screw Brånemark System® NP	◆			
32807	Guided Template Abutment w Screw Brånemark System® WP				◆
32813	ガイディッド・ドリルガイド用ハンドル	◆			◆
32814	ガイディッド・ドリルガイド NP-φ 2 mm	◆			

		Bmk N	Bmk R	Bmk R	Bmk W
インプラント直径		NP3.3	RP3.75	RP 4	WP 5
インプラント長さ		10, 11.5, 13, 15	shorty, 8.5, 10, 11.5, 15, 18	shorty, 8.5, 10, 11.5, 15, 18	shorty, 8.5, 10, 11.5, 15, 18
32816	ガイディッド・ドリルガイド 6.0/WP-φ 2 mm				
32817	Guided Drill Guide NP to φ 2.8 mm	◆			
32819	Guided Drill Guide NP to φ 3 mm	◆			
32821	Guided Drill Guide 6.0/WP to φ 3 mm				
32824	Guided Drill Guide 6.0/WP to φ 3.8 mm				
32825	Guided Drill Guide 6.0/WP to φ 4.2 mm				
32826	Guided Drill Guide 6.0/WP φ 6 to φ 5 mm				
32863	Guided Implant Mount Bmk Syst NP	◆			
32868	Guided Implant Mount Bmk Syst WP				◆
32Z2006	ガイディッド歯肉パンチ NP 5個入り	◆			
32Z2007	ガイディッド歯肉パンチ RP 5個入り		◆	◆	
32Z2008	ガイディッド歯肉パンチ 6.0/WP 5個入り				◆
ガイディッド・サージェリー　オプション製品					
32855	Guided Screw Tap NP 10-13 mm	◆op			
32857	ガイディッド・タップ RP φ3.75 7-13mm		◆op		
33114	ガイディッド・タップ RP φ 4 7-13 mm			◆op	
32859	Guided Screw Tap WP φ 5 7-13 mm				◆op
32861	Guided Screw Tap6.0/WP φ 6 7-13mm				
33030	Guided Soft Tissue Plug Bmk Syst NP	◆op			
33032	ガイディッド歯肉プラグ・ブローネマルクシステム RP		◆op	◆op	
33034	Guided Soft Tissue Plug Bmk Syst WP				◆op
技工基本製品					
32768	Guided Cylinder w Pin Unigrip™ Bmk Syst NP	◆			
32770	ブローネマルクシステム・ピン付ガイディッド・シリンダー・ユニグリップ RP		◆	◆	
32774	Guided Cylinder w Pin Unigrip™ Bmk Syst WP				◆
モデル・ベース法（ハイブリッド法）関連製品					
30908	ガイディッド・アンカーピン・スリーブ φ 1.5mm 3個入り	△	△	△	△
32754	ガイディッド・スリーブ NP	△			
32765	ガイディッド・スリーブ RP		△	△	
32766	ガイディッド・スリーブ WP				△
***Teeth-in-an-Hour*™ 専用技工関連製品**					
15-1026	*Procera® Implant Bridge Teeth-in-an-Hour™ NP*	◎			
15-1027	*Procera® Implant Bridge Teeth-in-an-Hour™ RP*		◎	◎	
15-1028	*Procera® Implant Bridge Teeth-in-an-Hour™ 6.0/WP*				◎
32873	Guided Ti Temporary Coping NP	◎			
32874	Guided Ti Temporary Coping RP		◎	◎	
32876	Guided Ti Temporary Coping 6.0/WP				◎
32879	Guide Pin 28 mm Bmk Syst NP	◎			
32881	Guide Pin 28 mm Bmk Syst RP		◎	◎	
32884	Guide Pin 28 mm Bmk Syst WP				◎
32887	Guided Laboratory Screw Bmk Syst NP	◎			
32889	Guided Laboratory Screw Bmk Syst RP		◎	◎	
32892	Guided Laboratory Screw Bmk Syst WP				◎
32895	Guided Laboratory Abutment Bmk Syst NP	◎			
32897	Guided Laboratory Abutment Bmk Syst RP		◎	◎	
32899	Guided Laboratory Abutment Bmk Syst WP				◎
32903	*Guided Abutment Bmk Syst NP*	◎			
32905	*Guided Abutment Bmk Syst RP*		◎	◎	
32907	*Guided Abutment Bmk Syst WP*				◎

2006年12月現在。他に必要なもの：インプラント、インプラントレプリカ、アバットメント
未認可の製品は英語表記とした。
◆：必要な製品／◆◆：複数そろえたほうが良い製品／◆op：オプション製品
◎：Teeth-in-an-Hour™ 専用製品
△：モデル・ベース法　専用製品

Appendix

表A-2　リプレイス・テーパード

	NP 13mm	RP 13mm	W 13mm	6.0 13mm
ガイディッド・サージェリー関連製品				
32954 リプレイス・テーパード・ガイディッド外科用キット	◆	◆	◆	◆
32955 リプレイス・テーパード・ガイディッド外科用キットボックス				
30909 ガイディッド・アンカーピン φ 1.5 mm				
32827 ガイディッド・ドリル・テーパード NP 3.5 ×（＋） 8 mm				
32828 ガイディッド・ドリル・テーパード NP 3.5 ×（＋） 10 mm				
32829 ガイディッド・ドリル・テーパード NP 3.5 ×（＋） 13 mm				
32830 ガイディッド・ドリル・テーパード NP 3.5 ×（＋） 16 mm				
32831 ガイディッド・ドリル・テーパード RP 4.3 ×（＋） 8 mm				
32832 ガイディッド・ドリル・テーパード RP 4.3 ×（＋） 10 mm				
32833 ガイディッド・ドリル・テーパード RP 4.3 ×（＋） 13 mm				
32834 ガイディッド・ドリル・テーパード RP 4.3 ×（＋） 16 mm				
29167 補綴用トルクレンチ・アダプター				
32856 ガイディッド・タップ・テーパード NP				
32858 ガイディッド・タップ・テーパード RP				
33065 タップホルダー・リプレイス				
29149 手用ドライバー・ユニグリップ 28 mm				
29151 マシンドライバー・ユニグリップ 20 mm				
32844 ガイディッド・デンスボーンドリル・テーパード NP 3.5 × 13 mm				
32845 ガイディッド・デンスボーンドリル・テーパード NP 3.5 × 16 mm				
32847 ガイディッド・デンスボーンドリル・テーパード RP 4.3 × 13 mm				
32848 ガイディッド・デンスボーンドリル・テーパード RP 4.3 × 16 mm				
32957 ガイディッド・ドリルガイド・テーパードキットボックス				
32813 ガイディッド・ドリルガイド用ハンドル				
32814 ガイディッド・ドリルガイド NP-φ 2 mm				
32815 ガイディッド・ドリルガイド RP to φ 2 mm				
33018 ガイディッド・ドリルガイド・テーパード RP to NP				
32864 ガイディッド・インプラントマウント・リプレイス NP				
32866 ガイディッド・インプラントマウント・リプレイス RP				
32803 ガイディッド・テンプレート・アバットメント・リプレイス NP（スクリュー付）				
32805 ガイディッド・テンプレート・アバットメント・リプレイス RP（スクリュー付）				
29543 インプラント・スリーブ・ホルダー				
33134 リプレイス・テーパード・ガイディッド外科用キット・ウォールチャート				
ドリル類　1回使用　ディスポーザブル				
33066 ガイディッド・ツイストドリル φ 1.5 mm × 20 mm	◆	◆	◆	◆
32744 ガイディッド・ツイストドリルテーパード 2 ×（10＋） 8-16 mm	◆	◆	◆	◆
32737 ガイディッド・スタート・ドリル/カウンターボアー・リプレイス NP	◆			
32739 ガイディッド・スタート・ドリル/カウンターボアー・リプレイス RP		◆		
32741 ガイディッド・スタート・ドリル/カウンターボアー・リプレイス WPφ 5 mm			◆	
32743 ガイディッド・スタート・ドリル/カウンターボアー・リプレイス 6.0				◆
33019 ガイディッド・ドリルガイド・テーパード 6.0/ WP-NP			◆	◆
33020 ガイディッド・ドリルガイド・テーパード 6.0/ WP-RP			◆	◆
33031 ガイディッド歯肉プラグ・リプレイス NP	◆			
33033 ガイディッド歯肉プラグ・リプレイス RP		◆		
33035 ガイディッド歯肉プラグ・リプレイス WP			◆	
33037 ガイディッド歯肉プラグ・リプレイス 6.0	◆			◆
32Z2006 ガイディッド歯肉パンチ NP 5個入り	◆			
32Z2007 ガイディッド歯肉パンチ RP 5個入り		◆		
32Z2008 ガイディッド歯肉パンチ 6.0/ WP 5個入り			◆	◆
WP/6.0用ガイディッド・サージェリー基本製品				
32808 ガイディッド・テンプレート・アバットメント・リプレイス WP（スクリュー付）			◆	
32811 ガイディッド・テンプレート・アバットメント・リプレイス 6.0（スクリュー付）				◆
32816 ガイディッド・ドリルガイド 6.0/ WP - φ 2 mm				◆
32835 ガイディッド・ドリル・テーパード WP 5.0 ×（＋） 8 mm				
32836 ガイディッド・ドリル・テーパード WP 5.0 ×（＋） 10 mm				

付録

	NP 13mm	RP 13mm	W 13mm	6.0 13mm
32837 ガイディッド・ドリル・テーパード WP 5.0 ×（＋）13 mm			◆	◆
32838 ガイディッド・ドリル・テーパード WP 5.0 ×（＋）16 mm				
32839 ガイディッド・ドリル・テーパード 6.0 6 ×（＋）8 mm				
32840 ガイディッド・ドリル・テーパード 6.0 6 ×（＋）10 mm				
32841 ガイディッド・ドリル・テーパード 6.0 6 ×（＋）13 mm				◆
32842 ガイディッド・ドリル・テーパード 6.0 6 ×（＋）16 mm				
32850 ガイディッド・デンスボーンドリル・テーパード WP 5.0 × 13 mm			◆op	
32851 ガイディッド・デンスボーンドリル・テーパード WP 5.0 × 16 mm				
32853 ガイディッド・デンスボーンドリル・テーパード 6.0 6 × 13mm				◆op
32854 ガイディッド・デンスボーンドリル・テーパード 6.0 6 × 16 mm				
32860 ガイディッド・タップ・テーパード WP			◆op	
32862 ガイディッド・タップ・テーパード 6.0				◆op
32869 ガイディッド・インプラントマウント・リプレイス WP			◆◆	
32871 ガイディッド・インプラントマウント・リプレイス 6.0				◆◆
技工関連製品	**Rpl N**	**Rpl R**	**Rpl W**	**Rpl 6.0**
32769 リプレイス・ピン付ガイディッド・シリンダー・ユニグリップ NP	◆			
32771 リプレイス・ピン付ガイディッド・シリンダー・ユニグリップ RP		◆		
32775 リプレイス・ピン付ガイディッド・シリンダー・ユニグリップ WP			◆	
32778 リプレイス・ピン付ガイディッド・シリンダー・ユニグリップ 6.0				◆
モデル・ベース法（ハイブリッド法）関連製品				
32754 ガイディッド・スリーブ NP	△			
32765 ガイディッド・スリーブ RP		△		
32766 ガイディッド・スリーブ WP			△	
30908 ガイディッド・アンカーピン・スリーブ φ 1.5mm 3個入り				△
***Teeth-in-an-Hour*™ 専用技工関連製品**				
15-1026 Procera® Implant Bridge Teeth - in - an - Hour™ NP	◎			
15-1027 Procera® Implant Bridge Teeth - in - an - Hour™ RP		◎		
15-1028 Procera® Implant Bridge Teeth - in - an - Hour™ 6.0/WP			◎	◎
32873 Guided Ti Temporary Coping NP	◎			
32874 Guided Ti Temporary Coping RP		◎		
32876 Guided Ti Temporary Coping 6.0/WP			◎	◎
32888 Guided Laboratory Screw NobRpl NP	◎			
32890 Guided Laboratory Screw NobRpl RP		◎		
32893 Guided Laboratory Screw NobRpl WP/6.0			◎	◎
32896 Guided Laboratory Abutment NobRpl NP	◎			
32898 Guided Laboratory Abutment NobRpl RP		◎		
32900 Guided Laboratory Abutment NobRpl WP			◎	
32902 Guided Laboratory Abutment NobRpl 6.0				◎
32904 Guided Abutment NobRpl NP	◎			
32906 Guided Abutment NobRpl RP		◎		
32908 Guided Abutment NobRpl WP			◎	
32910 Guided Abutment NobRpl 6.0				◎

未認可の製品は英語表記とした。
◆：必要な製品／◆◆：複数そろえたほうが良い製品／◆op：オプション製品
◎：Teeth-in-an-Hour™ 専用製品
△：モデル・ベース法　専用製品

INDEX

ア

Outbox	63
Axial Slice Number	36
Attach to Implant	54
Approve Planning	50、53
Angle	54
アーチファクト	38
アキシアル像	56
アバットメントの表示	44
アバットメントの表示／非表示	56
アンカーピン	27
アンカーピン・スリーブ	27
アンカーピンの設定	46
アンドゥボタン	45
新しいインプラントの追加	44

イ

Issued by	62
Enable Reslice Draggers	53
Installation/Upgrade found	32
Import Planning	57
1回法遅延荷重	9
インストール／アップグレードが検出	32
インストール	32
インスペクション・ウィンドウ	83
インタラクションモード	→矢印モード
インプラント関連メニュー	43
インプラントタイプとサイズの選択	43
インプラントの回転	45
インプラントの角度の変更	44
インプラントの削除	45
インプラントの種類、太さ、長さの変更	45
インプラントの上下動	45
インプラントの選択	44
インプラントの即時荷重	9
インプラントの追加	43
インプラントの平行移動	44
インプラントの埋入部位の探し方	43
インプラント埋入計画のチェック	49
インプラントマウント	80
インプラントレプリカ	26
インプラントレプリカの挿入	67、71
一般的な注意事項	78
色編集	55

エ

ATPボタン	63
Edit Material	53
Edit メニュー	53
Edit Reslice Curve	42、53
nVIDIA	32
エステティック・アバットメント	84

オ

.ori	50
.orx	50
.orp	50
orp ファイル	39、40
Order Manager	61、62
Open order	61、62
Open Material Editor	55

120

索引

All-on-4 …………………………………………92
オステオトームテクニック ……………………11
オッセオインテグレーション …………………9
オブジェクト ……………………………………41

カ

Camera メニュー ………………………………54
ガイディッド・アバットメント ………………95
ガイディッド・インプラントマウント・
　　　　　　　　ブローネマルクシステム ………80
ガイディッド・インプラントマウント・
　　　　　　　　リプレイス ………83
ガイディッド外科用キット ……………………75
ガイディッド・サージェリー …………………73
ガイディッド・サージェリーの準備 …………77
ガイディッド歯肉パンチ ………………………80
ガイディッド・シリンダー ……………………26
ガイディッド・シリンダー・ウィズ・ピン ……26、27
ガイディッド・スタートドリル／カウンターボアー・
　　　　　　　　ブローネマルクシステム ………79
ガイディッド・スタートドリル／カウンターボアー・
　　　　　　　　リプレイス ………83
ガイディッド・スリーブ ………………………27
ガイディッド・スリーブの表示／非表示 ……56
ガイディッド・タップ …………………………79
ガイディッド・チタン・テンポラリー・
　　　　　　　　コーピング ………95
ガイディッド・テンプレート・アバットメント ……80
ガイディッド・ドリル・テーパード …………83
ガイディッド・ドリルストップ・キット ……76
ガイディッド・ラボラトリー・アバットメント ……95

ガイドピン ………………………………………27
角度を測る ………………………………………47
下歯槽管にラインを描く ………………………47
患者データ ………………………………………40
患者データの読み込み …………………………40
患者登録 ……………………………………23、34
患者の画像の選択 ………………………………36
患者マーカーの抽出 ……………………………38
関心領域選択ボタン ……………………………37

キ

黄色のゾーン ……………………………………46
機械研磨加工 ……………………………………11
器材の消毒 ………………………………………74
距離を測る ………………………………………46

ケ

Get FUP ボタン …………………………………63
計画のインポート …………………………23、57
計画の承認 ………………………………………50
計画の保存 ………………………………………49
検証と結果の保存 ………………………………39

コ

Completed orders ………………………………63
コントラアングル ………………………………74
コントラストの変更 ……………………………49
コンピュータの条件 ……………………………32
コンピュータ・ベース法 ………………………17
骨表面の作成 ……………………………………37

121

INDEX

サ

サージカル・インデックス	29
サージカルテンプレート	13、17、26
サージカルテンプレートの確認	23、59
サージカルテンプレートの作成	23、58
サージカルテンプレートの製作	69
最終補綴物	94
作業模型の製作	27
削除	55
酸化チタン	11
暫間ブリッジの装着	92
暫間補綴の咬合の付与	12
三次元画像の動かし方	41

シ

CT スキャン	20、21
CT Scan Files Converter Program	35
CT データの変換	23、35
SHOW TUTORIAL バー	56
歯肉模型の製作	67
十字ドラッガー	42
手術の準備	77
使用器材	75
上部構造の製作	90

ス

SKIP ボタン	37
3D PLANNING	39
スクリュータップ・テーパード	83
スナップショット・ボタン	52
スナップショットを撮る	48
スピードとトルク	78
スライス方向	22
スリーブ、アンカーピンのチェック	49
スリーブの表示	44
垂直断像	42、56

セ

Save	53
Save a Copy As...	53
Sent orders	63
セカンド・スキャン	22
製品の選択	23、60
接線断像	56
全表示ボタン	52

ソ

ソフトウェアの使用法	31
早期荷重	9
操作法	40
即時荷重	9
即時荷重の検討	11
その他のベース法	65

タ

DICOM データ	36
DICOM ファイル	31
DICOM ファイルの読み込み	36
TiUnite™	11
タップホルダー	80
ダブルスキャン法	21

122

索引

単独歯欠損症例 …………………………………98
単独歯欠損のガイディッド・サージェリー ………86

チ

遅延荷重 ……………………………………………9
治療計画ソフトウェアによる診断と外科・
　　　　　　　補綴の連携 …………………13

ツ

ツイストドリル ……………………………76、79
ツールバー ………………………………………41

テ

Teeth-in-an-Hour™ ……………………………95
Delete the selected object Del ………………53
デンスボーン・ドリル …………………………83
テンポラリー・シリンダー・
　　　　　　　マルチユニット用 ……………90
点を打つ …………………………………………46

ト

Treatment ID ……………………………………34
Treatment ID number …………………………26
Draw メニュー …………………………………54
トライ・チャンネル ……………………………84
ドリリングの順序 ………………………………78
ドリリングの注意点 ……………………………78
ドリルガイド ………………………………79、83
ドリルガイド・テーパード ……………………83
透明度の変更 ……………………………………48

ニ

2回法遅延荷重 ……………………………………9

ノ

No open order exists. …………………………61
Novum システム …………………………………10
NobelGuide ………………………………………13
NobelGuide Product Assembler ………………60
ノンエンゲージ角度付アバットメント ………90

ハ

バーチャル・プランニング …………………23、40
バーチャル・プランニング画面の構成 ……50、51
ハイブリッド法 ……………………………65、70
ハイブリッド法の適応症と注意点 ……………72
パノラマ像 ………………………………………56
パノラマ像の表示 ………………………………48

ヒ

Pick Hounsfield Unit Value …………………53
ピン ………………………………………………26
微小振動 …………………………………………9
表示モード …………………………………41、52

フ

File メニュー …………………………………53
Find patient ……………………………………40
Preferences ……………………………………53
Prepared Order …………………………………60
Prepared orders ………………………………63

INDEX

Procera CadDesign	23、33
Procera System	33
Procera System の起動	33
Procera System Registration	32
Procera Software Clinical Premium	32
Procera Software Planning Program-Surgical	40、50
Procera Software Premium	23
ファースト・スキャン	22
ファイルの管理	50
フラップレスサージェリー	13
プロセラ・ソフトウェア	23、31
プロセラ・ソフトウェア計画作成プログラム - サージカル	40
プロセラ・ソフトウェアの登録	32
プロセラチタン・インプラント・ブリッジ	95
ぶつかっている物体の見つけ方	48
部分欠損症例	104
部分欠損症例のガイディッド・サージェリー	83
部分欠損症例の作業模型製作法	27
部分欠損症例のラジオグラフィックガイド	18

ヘ

Patient ID 欄	34
Patient 欄	34
Help メニュー	55

ホ

Points	54
ホームポジション・ボタン	52
ボタンアイコン	55

補綴作業	89
補綴の準備	77

マ

マーカーの登録	39
マッピング	66
マッピングガイド	66
マッピング模型	67
マルチユニット・アバットメント	90

ム

無歯顎症例	109
無歯顎症例のガイディッド・サージェリー	79
無歯顎症例の作業模型製作法	27
無歯顎症例のラジオグラフィックガイド	18

メ

メニューバー	53

モ

モデル・ベース法	65、66

ヤ

矢印モード	41、52

ラ

Line	54
ラインを描く	47
ラジオグラフィック・インデックス	17、20
ラジオグラフィックガイド	17、18
ラジオグラフィックガイドがない場合	36

索引

ラジオグラフィックガイドのイメージの選択 ……………36
ラジオグラフィックガイドの表面の作成 ………………38
ラジオグラフィックガイドのマーカーの抽出 ……………38
ラジオグラフィックガイドの要件 ……………………19

リ

リスライス曲線 ……………………………………42
リスライス曲線の平面を変更 ……………………42
リドゥボタン ………………………………………45
リファレンス・ポイント …………………………18
臨床報告 ……………………………………………97

ル

Ruler ………………………………………………54

レ

Register new patient ……………………………34
Level/Window ……………………………49、53

ロ

Load Planning Data ……………………………53
Load Patient Data ………………………………53
ローブ ………………………………………27、84

著者略歴

木村 洋子 （きむら ようこ）

1983年　国立九州大学歯学部卒業
1994年　医療法人社団　きむら歯科開業

所属
北海道SJCD　幹事
ボストン5インプラント研究会　副会長
Nobel Biocare社　公認インストラクター
日本顎咬合学会、日本補綴歯科学会、日本歯科審美学会、日本口腔インプラント学会　会員
OJ　正会員
EUROPEAN ASSOCIATION FOR OSSEOINTEGRATION　会員

海外での活動
1995年　ミュンヘン大学、フランクフルト大学インプラントコース修了
2000年　ハーバード大学歯学部　ITIインプラントコース最優秀賞受賞（第一位）
2001年　スイスベルン大学　STRAUMANN EDUCATION WEEK COURSE 修了
2002年　スイスベルン大学　MASTER'S COURSE IN GBR AND SINUS GRAFTING PROCEDURE修了
2004年　Osseointegration Study Club of Southern Californiaにて講演。"Implant Treatment for the Edentulous Maxilla"

著作
・「インプラントにおける初期治療」—Ultimate Guide IMPLANTS（2004、東京：医師薬出版、共著）
・「上顎無歯顎へのインプラント治療　上部構造の選択について」—「QDI」別冊　インプラントの近未来を探る　オッセオインテグレイション・スタディクラブ・オブ・ジャパン　3rdミーティング抄録集（2005、東京：クインテッセンス出版、共著）

主な論文
・木村洋子．CLINICAL REPORT　補綴主導型インプラント治療のスタンダードな治療のステップ～臼歯部咬合支持喪失症例に関して～．補綴臨床　2003；36（2）：164-182．
・木村洋子．インプラント審美　上顎無歯顎症例—顎堤の吸収が著しい患者へのインプラントオーバーデンチャー—．Quintessence dent IMPLANT 2005；12（4）：461-469．

著者ホームページ
http://www.kimuradental.com/

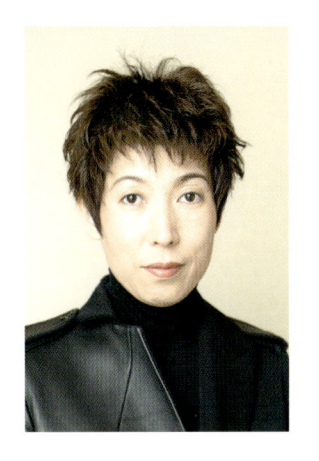

コンピュータガイドシステム―低侵襲で安全なインプラント治療―

2007年2月10日　第1版第1刷発行

著　者	木村　洋子
発行人	佐々木　一高
発行所	クインテッセンス出版株式会社

東京都文京区本郷3丁目2番6号　〒113-0033
クイントハウスビル　電話(03)5842-2270(代表)
(03)5842-2272(営業部)
(03)5842-2276(編集部)
web page address　http://www.quint-j.co.jp/

印刷・製本　　大日本印刷株式会社

©2007　クインテッセンス出版株式会社　　　　　　禁無断転載・複写
Printed in Japan　　　　　　　　　　　　　　　落丁本・乱丁本はお取り替えします
ISBN978-4-87417-946-8 C3047

定価は表紙に表示してあります